TRANSFUSÃO E COAGULAÇÃO

TRANSFUSÃO E COAGULAÇÃO

EDITORES
Roseny dos Reis Rodrigues
Felipe Pinn de Castro

saesp

manole
editora

Projeto gráfico: Departamento Editorial da Editora Manole
Editoração eletrônica e ilustrações: Formato Editorial
Capa: Ricardo Yoshiaki Nitta Rodrigues
Imagem da capa: Istock.com

CIP-BRASIL. CATALOGAÇÃO NA PUBLICAÇÃO
SINDICATO NACIONAL DOS EDITORES DE LIVROS, RJ

T696

Transfusão e coagulação / editores Roseny dos Reis Rodrigues, Felipe Pinn de Castro. -
1. ed. - Santana de Parnaíba [SP] : Manole, 2024.
23 cm. (Saesp)

Inclui bibliografia e índice
ISBN 978-85-204-639-56

1. Sangue - Transfusão. 2. Sangue - Coagulação. I. Rodrigues, Roseny dos Reis.
II. Castro, Felipe Pinn de. III. Série.

24-87714 CDD: 612.11
CDU: 612.11

Gabriela Faray Ferreira Lopes - Bibliotecária - CRB-7/6643

Editora Manole Ltda.
Alameda América, 876
Tamboré – Santana de Parnaíba – SP – Brasil
CEP: 06543-315
Fone: (11) 4196-6000
www.manole.com.br | https://atendimento.manole.com.br/

Impresso no Brasil | *Printed in Brazil*

Editores

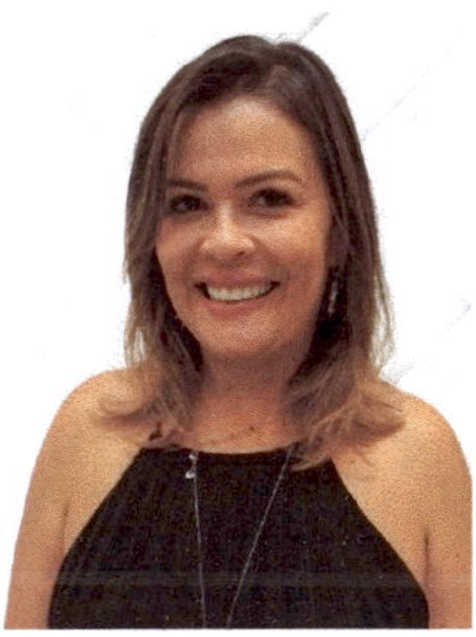

Roseny dos Reis Rodrigues

TSA/SBA. Diretora de Comunicação da SAESP biênio 2022-2024. Médica Anestesiologista e Intensivista. Doutorado e Pós-doutorado pela Faculdade de Medicina da Universidade de São Paulo (FMUSP). Supervisora do Pronto-Socorro de Anestesia do Hospital das Clínicas da FMUSP.

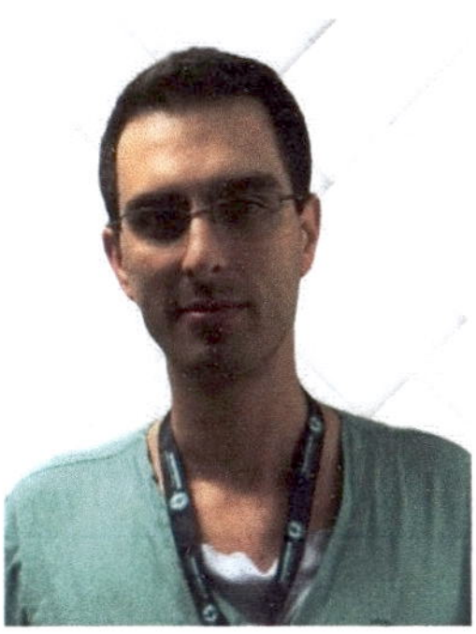

Felipe Pinn de Castro

Coordenador do Núcleo de Transfusão e Coagulação da SAESP. Médico Anestesiologista dos Serviços Médicos de Anestesia (SMA) – Hospital Sírio-Libanês/Hospital do Coração/Hospital Samaritano/Hospital Alemão Oswaldo Cruz. *Board* da Perioperative Anesthesia Reports (PAR).

Autores

Adriana Erica Yamamoto Rabelo

Anestesiologista do Serviço de Anestesiologia da Fundação Faculdade Regional de Medicina (FUNFARME) de São José do Rio Preto/SP. Corresponsável pela Unidade de Anestesia em Transplante de Fígado no Hospital de Base de São José do Rio Preto/SP.

Beatriz Cesar Sant'Ana

TSA. Médica anestesiologista, formada pelo Hospital da PUC de Campinas – Celso Pierro. Graduação em Medicina pela Pontifícia Universidade Católica do Paraná.

César de Araújo Miranda

Professor Adjunto da Disciplina de Anestesiologia da Faculdade de Medicina de Jundiaí (FMJ). Corresponsável pela Residência de Anestesiologia da FMJ. Coordenador da Anestesiologia e do Centro Cirúrgico do Hospital Universitário da FMJ. Membro da Comissão Científica da Sociedade de Anestesiologia do Estado de São Paulo.

Eduardo Ferro Mocsári

Médico Residente em Anestesiologia no Hospital Israelita Albert Einstein (HIAE).

Felipe Pinn de Castro

Coordenador do Núcleo de Transfusão e Coagulação da SAESP. Médico Anestesiologista dos Serviços Médicos de Anestesia (SMA) – Hospital Sírio--Libanês/Hospital do Coração/Hospital Samaritano/Hospital Alemão Oswaldo Cruz. *Board* da Perioperative Anesthesia Reports (PAR).

Francisco Ricardo Marques Lobo

Professor Adjunto da disciplina de Anestesiologia da Faculdade Regional de Medicina de São José do Rio Preto/SP (FAMERP). Responsável pela Unidade de Anestesia em Transplante de Fígado no Hospital de Base de São José do Rio Preto/SP. Responsável pelo Centro de Ensino e Treinamento (CET) do Hospital de Base (HB) da Fundação Faculdade Regional de Medicina (FUNFARME) de São José do Rio Preto/SP. Título Superior em Anestesiologia (TSA) pela Sociedade Brasileira de Anestesiologia (SBA). Mestre em Ciências da Saúde pela FAMERP. Doutor em Ciências da Saúde pela FAMERP.

Ítalo Pires Gomes

Instrutor da Residência de Anestesiologia da Faculdade de Medicina de Jundiaí (FMJ).

José Eduardo Carvalho Teixeira

Médico anestesiologista (MEC/SBA) pelo Hospital Beneficência Portuguesa de São Paulo. Anestesiologista do Instituto de Ciências Neurológicas de São Paulo.

Livia Pereira Miranda Prado

TSA/SBA. Vice-Diretora de Pesquisa Científica da SAESP. Médica Anestesiologista no Hospital de Base de São José do Rio Preto.

Lucas Rodrigues

Médico formado pela Unichristus (CE). Residência médica pelo CET Serviços Médicos de Anestesia (SMA) no Hospital Sírio-Libanês (SP). Ex-preceptor da Residência de Anestesiologia do CET Serviços Médicos de Anestesia (SMA) no Hospital Sírio-Libanês (SP).

Luciane Giroto Micheletti

TSA/SBA. Médica colaboradora do Centro de Ensino e Treinamento (CET) do Hospital de Base (HB) da Fundação Faculdade Regional de Medicina (FUNFARME) de São José do Rio Preto/SP.

Marcus Vinicius Figueiredo Lourenço

TSA/SBA. Médico Anestesiologista da Takaoka Anestesia. Instrutor corresponsável e Preceptor Médico da Residência Médica em Anestesiologia do CET do Hospital Israelita Albert Einstein. Integrante do Núcleo de Transfusão e Coagulação da SAESP.

Marina Ajeje Lobo

Médica formada pela Faculdade de Medicina Barão de Mauá. Residência em Anestesiologia pela Beneficência Portuguesa de São Paulo. Título de Especialista em Anestesiologista.

Matheus Fecchio Pinotti

TSA/SBA. Médico Anestesiologista na CHMED - Ribeirão Preto. Doutor em Anestesiologia pela Universidade Estadual Paulista (UNESP). Integrante do Núcleo de Transfusão e Coagulação da SAESP.

Paula Tavares da Silveira

Médica Anestesiologista no Hospital de Base de São José do Rio Preto. Integrante da Equipe do Transplante Hepático do Hospital de Base de São José do Rio Preto.

Ricardo Costa Nuevo

Anestesiologista do Serviço de Anestesiologia da Fundação Faculdade Regional de Medicina (FUNFARME) de São José do Rio Preto/SP. Anestesiologista da Unidade de Anestesia em Transplante de Fígado no Hospital de Base de São José do Rio Preto/SP.

Roseny dos Reis Rodrigues

TSA/SBA. Diretora de Comunicação da SAESP biênio 2022-2024. Médica Anestesiologista e Intensivista. Doutorado e Pós-doutorado pela Faculdade de Medicina da Universidade de São Paulo (FMUSP). Supervisora do Pronto-Socorro de Anestesia do Hospital das Clínicas da FMUSP.

Stéfano Malaguti Ferreira

TSA/SBA. Médico e Anestesiologista na Faculdade de Medicina de Ribeirão Preto da Universidade de São Paulo (FMRP-USP). Diretor Científico do CHMED Anestesia. Instrutor corresponsável do CET HCFMRP-USP.

Sumário

Prefácio

O Núcleo de Transfusão e Coagulação da Sociedade de Anestesiologia do Estado de São Paulo (SAESP), sob a coordenação do Dr. Felipe Pinn de Castro e tendo como diretora responsável a Dra. Roseny dos Reis Rodrigues, convidou um grande time de especialistas na área para contribuir neste volume *Transfusão e Coagulação* da Série SAESP.

Compreender a coagulação sanguínea e o manejo do sangramento é essencial para promover mais segurança e melhores desfechos clínicos aos nossos pacientes. Nós, médicos anestesiologistas, estamos em constante atualização para a sedimentação de conhecimentos e as boas práticas clínicas, objetivos que a SAESP almeja contribuir.

Série SAESP – *Transfusão e Coagulação* discorre sobre a interface das especialidades de Anestesiologia e Hematologia, e aborda tópicos que os profissionais lançam mão diariamente no manejo do sangramento.

A experiência de todos os autores que contribuíram nesta obra foi essencial para alcançarmos um resultado notável: uma obra completa, organizada, clara e prática, adequada para situações que nos desafiam no centro cirúrgico.

Parabenizo a Sociedade de Anestesiologia do Estado de São Paulo e os integrantes no Núcleo de Anestesia Obstétrica pela produção desta obra de excelência.

Profª. Dra. Maria José Carvalho Carmona

Presidente da Sociedade de Anestesiologia do Estado de São Paulo (SAESP) – Gestão 2022-2024.

Professora Associada da Disciplina de Anestesiologia do Departamento de Cirurgia da Faculdade de Medicina da Universidade de São Paulo (FMUSP).

Diretora da Divisão de Anestesia do Hospital das Clínicas da Faculdade de Medicina da Universidade de São Paulo (HCFMUSP).

Apresentação

É com grande satisfação que apresentamos *Transfusão e coagulação*, uma obra abrangente e essencial para anestesiologistas, residentes em anestesiologia e demais profissionais da saúde que buscam aprimorar seus conhecimentos na gestão do sangramento e da coagulação. Este livro reúne capítulos elaborados por especialistas renomados, fornecendo uma visão aprofundada e prática das estratégias mais atuais.

Os temas apresentados trazem uma gama diversificada de tópicos, desde abordagens inovadoras para pacientes que recusam transfusões até estratégias não farmacológicas e farmacológicas no manejo do sangramento. Os capítulos dedicados ao uso de hemocomponentes, exames *point of care*, fibrinólise e antifibrinolíticos fornecem um guia prático de fácil consulta para os profissionais de saúde, permitindo uma tomada de decisão informada e eficaz. Além disso, exploram o manejo do sangramento em contextos específicos, como obstetrícia, pediatria, trauma e cirurgia cardíaca.

O livro também se destaca pela revisão objetiva da fisiologia da coagulação, os riscos transfusionais e o uso de exames convencionais na abordagem da coagulopatia. Ao destacar a importância do manejo perioperatório dos anticoagulantes orais e proporcionar uma análise crítica do uso de hemoderivados, a obra visa aprimorar a prática clínica, proporcionando aos profissionais uma compreensão mais profunda e atualizada das complexidades envolvidas na transfusão e coagulação.

Os Editores

Abordagem do sangramento em pacientes que recusam transfusões

Francisco Ricardo Marques Lobo
Marina Ajeje Lobo

DESTAQUE DO TEMA

1. Um paciente que recusa transfusão sanguínea geralmente o faz por motivo religioso. O objetivo deste capítulo é estabelecer um protocolo para atender pacientes como esse.
2. As estratégias de gerenciamento da anemia são baseadas em uma abordagem multimodal interdisciplinar, incluindo o reconhecimento pré-operatório e o tratamento da anemia, esforços cirúrgicos para minimizar a perda de sangue e a avaliação contínua do sangramento e da hemostasia dos pacientes, bem como uma restrição na gestão de volumes.
3. Nos pacientes testemunhas de Jeová, programas de gerenciamento de sangue do paciente foram estabelecidos de forma eficaz, demonstrando que é possível corrigir a anemia pré-operatória e evitar transfusões de hemocomponentes, produzindo melhores resultados.
4. No ambiente hospitalar, na cadeia de atendimento ao paciente cirúrgico, é necessário que a equipe cirúrgica, o anestesiologista e o intensivista concordem em evitar a transfusão de sangue no paciente que a recusa.
5. Precisamos de 2 a 3 semanas de antecedência para realizar o preparo do pa-

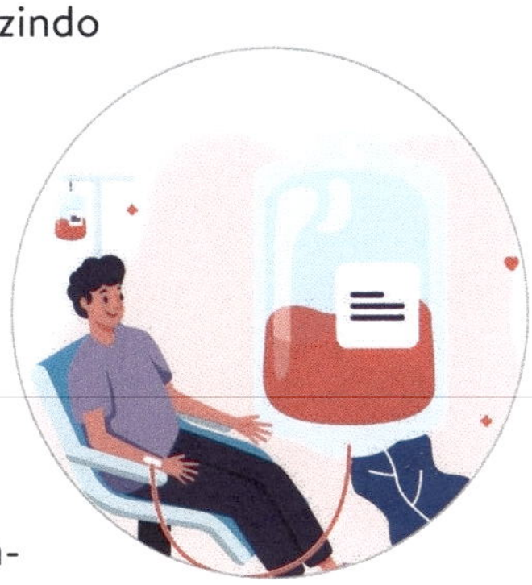

ciente eletivo que recusa a transfusão, para que ele sangre o menos possível ou não sofra alterações hemodinâmicas passíveis de instabilidade.

6. Eritropoetina, sulfato ferroso, ácido fólico e complexo B podem fazer que o paciente chegue ao momento da cirurgia com hemoglobina e hematócrito um pouco acima dos valores considerados normais, para evitar a instabilidade em caso de sangramento.

INTRODUÇÃO

O principal grupo de pacientes que declinam da utilização de hemocomponentes o faz por questão religiosa – são os pacientes testemunhas de Jeová (TJ). Em casos de anemia crítica, o controle do sangramento perioperatório é uma oportunidade única e desafiadora para o anestesiologista utilizar técnicas anestésicas com probabilidade de menor perda sanguínea ou, ainda, utilizar terapia de hemoderivados, substitutos do sangue (Tabela 1). Há a necessidade de uma discussão individualizada com o paciente TJ sobre produtos permitidos e proibidos, facultando a ele a decisão de permitir ou não a utilização dessas técnicas ou terapias.

TABELA 1 Produtos permitidos e proibidos por testemunhas de Jeová

Proibidos	Geralmente permitidos
Sangue total	Albumina, globulina
Concentrado de hemácias	Concentrado de complexo protrombínico
Concentrado de plaquetas	Crioprecipitado
Plasma fresco congelado	Concentrado de fatores da coagulação
Concentrado de leucócitos	Fatores da coagulação (recombinantes)
	Interferona, interleucinas
	Substituição de plasma (terapia)
	Blood patch – circuito contínuo
	Hemodiálise – circuito contínuo
	Bypass cardiopulmonar – circuito contínuo
	Cell saver – circuito contínuo
	Hemodiluição normovolêmica aguda
	Concentrado de fator von Willebrand
	Cola de fibrina/selantes com trombina

Existem mais de 8,5 milhões de pessoas praticando os mandamentos dos TJ em todo o mundo – cerca de 1,5 milhão no Brasil. No geral, a maioria recusa a transfusão de sangue total e seus componentes principais – hemácias, plasma, plaquetas e leucócitos –, mesmo em casos de situações com risco de vida. Essa decisão é tomada com base na interpretação da religião, de várias citações da Bíblia que consideram transfusões sanguíneas ofensivas pela maioria dos TJ. Apesar disso, várias pesquisas sobre esses indivíduos em situações de risco de transfusão têm revelado que de 10 a 12% estão dispostos a aceitar hemoderivados, sem pressão familiar ou de anciões religiosos, presentes no pré-anestésico. É preciso, durante a avaliação pré-anestésica, um formulário com consentimento informado, oferecendo ao paciente explicações sobre a maneira como lidamos com sangramentos e quais terapêuticas colocamos em prática para evitar a transfusão. A assinatura do consentimento terá de ser feita antes da internação do paciente, para evitar constrangimentos de suspensão de cirurgia e gastos hospitalares.

CIRURGIA SEM TRANSFUSÃO DE SANGUE

O conhecimento recente de riscos associados à transfusão e o crescente número de indivíduos que declinam de receber hemocomponentes levou a novas abordagens no gerenciamento da anemia. O resultado é a instalação de um "programa de cirurgia sem sangue", que se concentra em oferecer a melhor opção aos pacientes que recusam hemotransfusão – e os principais pacientes desse grupo são os TJ. As estratégias para fornecer a opção "sem sangue" podem variar entre os centros. Vários estudos de qualidade mostraram que o manejo sem sangue está associado a menor morbidade, menor mortalidade e redução dos custos hospitalares.

O programa de cirurgia sem sangue consiste na formação de uma equipe interdisciplinar composta por cirurgiões, anestesiologistas, hematologistas, equipe de enfermagem e coordenadores de agendamento cirúrgico. Esse programa deve ter contato com entidades religiosas, principalmente TJ (chamados ministros), para darem apoio aos pacientes. O objetivo é padronizar os cuidados "sem sangue" com a intenção primária de diminuir a morbidade e mortalidade associadas à anemia (Tabela 2). O núcleo dessa estratégia é a otimização médica associada a anemia (ex.: cirurgia eletiva, gravidez, quimioterapia), elaboração de estratégias de manejo intraoperatório e pós-operatório, hemostasia e minimização de perdas sanguíneas (evitando o excesso de coletas sanguíneas). Quando alguém se identifica como TJ, no ambiente ambulatorial para consulta pré-operatória ou internado no hospital, o anestesiologista é notificado, e este desencadeia o protocolo. Como alguns pacientes têm pouco, ou mesmo nenhum conhecimento sobre al-

TABELA 2 *Checklist* para condução dos pacientes "sem sangue"

Anterior à hospitalização
Fazer *screening* e tratamento para anemia antes da cirurgia ou de intervenções associadas a perda de sangue/anemia.
Discutir com o paciente a aceitação de produtos derivados do sangue e alternativas à transfusão.
Providenciar a documentação completa do desejo do paciente no prontuário médico e preencher um formulário informado de recusa de sangue, se disponível, na instituição.
Se for programada cirurgia, a equipe cirúrgica e anestesiologia devem programar estratégias intra e pós-operatória para a otimização.
Considerar a avaliação do hematologista.
Durante a hospitalização
Confirmar se o paciente está de acordo com relação à transfusão previamente discutida.
Se o contato anterior não foi realizado (por exemplo, o paciente foi internado por perda sanguínea aguda), discutir o tratamento primário e considerar consulta ao hematologista.
Notificar os serviços auxiliares (incluindo enfermagem, farmácia, flebotomia, banco de sangue).
Minimizar testes sanguíneos desnecessários.
Usar tubos pediátricos para flebotomia.

ternativas de transfusão, cabe ao profissional anestesiologista colocar essas intervenções em detalhe, ajudando-os a decidir a melhor escolha e a completar o termo de consentimento. Alternativamente, um representante (como ministro) poderá vir junto com o paciente para, também, receber a orientação e ajudar na decisão do paciente.

Embora as estruturas dos programas "sem sangue" variem entre as diversas instituições, acreditamos que o essencial seja centrado na gestão das anemias, no estabelecimento dos desejos do paciente em relação às transfusões e na incorporação desses desejos pelas equipes multidisciplinares.

PRÉ-OPERATÓRIO

Fazemos uma avaliação de 4 a 6 semanas antes da cirurgia, e nosso principal foco está no hemograma (Figura 1). No pré-operatório, se a ferritina estiver com concentração plasmática menor que 100 ng/mL, consideramos administrar ferro para melhorar a produção de hemoglobina. Podemos corrigir por via oral ou endovenosa. As alternativas orais são: sulfato ferroso (Vitafer®, Ferronil®) ou ferripolimaltose (Noripurum®, Endofer®, Ultrafer®). Pela via endovenosa, temos o hidróxido férrico – cada ampola de 5 mL contém 100 mg de ferro. A alternativa por via venosa é preferida em casos agudos pela reposição rápida e por não atrasar a cirurgia. Para os pacientes que têm deficiência de vitamina B12 e função renal normal, administramos 0,5 mg (500 mcg) de cianocobalamina/dia. Deficiência de ácido fólico corrigimos com folato (vitamina B9), de 0,5 a 1 mg/dia, 30 minutos antes da refeição principal durante o período de preparo pré-cirurgia. Suplementação pré-operatória com eritropoetina deve ser considerada em cirurgias de risco intermediário ou elevado.

A eritropoetina humana recombinante (alfaepoetina) é um medicamento indicado a pacientes anêmicos antes da cirurgia e geralmente aceito pelos TJ. A eritropoetina é um hormônio natural de natureza glicoproteica, sintetizado principalmente em células epiteliais específicas que revestem os capilares peritubulares renais. Os rins sintetizam e liberam 90% da eritropoetina circulante. O fígado contribui com cerca de 10% da produção desse hormônio. No Brasil, a eritropoetina utilizada é denominada alfaepoetina, a qual contém 165 aminoácidos, obtida por tecnologia de DNA recombinante e sendo a principal reguladora da eritropoiese. O esquema que recomendamos para elevar a hemoglobina plasmática de 1 a 3 mg/dL é de 50 a 60 UI/kg/dia (4.000 UI/dia) por 2 a 3 semanas, com intervalos de 48 horas entre as aplicações; fazer uma dose de 4.000 UI no dia da cirurgia e fazer duas doses (intervalo de 48 horas) no pós-operatório.

INTRAOPERATÓRIO

Várias técnicas cirúrgicas e anestésicas têm sido sugeridas para reduzir o sangramento intraoperatório em pacientes submetidos a cirurgia de alto risco e que recusam hemoderivados:

- Hemodiluição normovolêmica: procedimento pelo qual parte do volume sanguíneo é removida e substituída, no mesmo instante, por solução cristaloide. Isso permite que qualquer perda sanguínea no intraoperatório ocorra com hematócrito menor. Ao final da cirurgia, se necessário, o volume de sangue retirado é reposto. Mesmo assim, alguns pacientes TJ declinam desse método, a menos que seja usado em circuito de alça fechada.
- *Cell saver*: procedimento no qual o sangue perdido no campo cirúrgico é coletado, filtrado e reinfundido, também aceito por TJ se houver continuidade da circulação.
- Anestesia neuroaxial: está associada a menor perda sanguínea.
- Modo de ventilação: a hiperventilação moderada produzindo hipocapnia induz vasoconstrição cerebral e, assim, diminui a perda sanguínea.
- Hipotensão controlada: pode auxiliar na perda sanguínea. O controle hipotensivo com medicamentos que possibilitam manter a pressão arterial sistó-

lica (PAS) entre 80 e 90 mmHg, pressão arterial média (PAM) entre 50 e 65 mmHg ou a redução em torno de 30% da PAM basal são orientações para possibilitar menor perda sanguínea. A variação da PAM é limitada pela autorregulação do fluxo sanguíneo cerebral. Da mesma forma, o posicionamento do paciente na mesa cirúrgica propicia menor perda de sangue.

ANESTESIA – CIRURGIA

A equipe cirúrgica pode contribuir com a redução da perda sanguínea no ato operatório, incluindo técnica minimamente invasiva, dissecção tecidual atraumática e aplicação de agentes locais (coagulador de argônio e cola de fibrina). A anestesia pode utilizar-se do posicionamento do paciente, manutenção da normotermia e controle da hemostasia com agentes pró-hemostáticos (Tabela 3). Os principais pró-hemostáticos são:

- Fibrinogênio (fator I): desempenha um papel central; o mais vulnerável fator de coagulação a alcançar níveis críticos no curso de perda sanguínea importante. A terapia de reposição de fibrinogênio tem sido objeto de muitas pesquisas em sangramento perioperatório, principalmente após a introdução da monitorização viscoelástica. Valores inferiores a 150 a 200 mg/dL representam sinalização para a reposição do fibrinogênio. A reposição pode ser efetuada por concentrado de fibrinogênio (CF) ou crioprecipitado.

  O concentrado de fibrinogênio é formulado em uma solução pasteurizada com 1 g e tem mostrado bom perfil de segurança. Há vários protocolos para a reposição de fibrinogênio; utilizamos, em nosso serviço, o nível plasmático abaixo de 200 mg/dL para reposição imediata. Crioprecipitado (Crio) também é útil para normalizar a concentração plasmática de fibrinogênio e geralmente empregado como um *pool* de 6 a 10 pacientes, estocado congelado e aquecido antes do uso. Além disso, é composto de fibrinogênio, fator VIII, fator XIII, fator de von Willebrand e fibrinonectina. Com valor plasmático de fi-

TABELA 3 Fármacos para o manuseio de sangramento perioperatório

Concentrado de fibrinogênio: 2 a 4 g (objetivo da concentração plasmática de fibrinogênio: > 150 mg/dL);
Concentrado de complexo protrombínico: 20 a 30 UI/kg (objetivo: tempo de protrombina > 30-40%);
Ácido tranexâmico: *bolus* inicial de 10-20 mg/kg, seguido de 1-2 mg/kg;
Desmopressina: 0,3 mcg/kg EV, administrada em 30 minutos;
Concentrado de fator XIII: 10 a 20 UI/kg;
Fator VIIa recombinante: 90 mcg/kg.

brinogênio entre 150 e 200 mg/dL, fazemos reposição com 10 U de crio; com valor abaixo de 150 mg/dL, usamos 20 U de crio. O crioprecipitado não é submetido a inativação viral; por isso, alguns centros não o utilizam, por questão de segurança.

- Concentrado de complexo protrombínico (CCP): seguindo a reposição de fibrinogênio, devemos controlar os fatores relacionados ao complexo protrombínico na fase de propagação da hemostasia, pois é nessa fase que se forma a grande quantidade de trombina, enzima-chave para a formação do coágulo. O CCP é composto de quatro fatores da coagulação: FII, FVII, FIX e FX, sendo aprovado em nosso país pela Agência Nacional de Vigilância Sanitária (Anvisa) para a reversão de antagonistas da vitamina K em situação de risco de vida. É preparado a partir de plasma e contém, além dos quatro fatores coagulantes, proteínas anticoagulantes como C e S, antitrombina e traços de heparina. De acordo com a literatura atual, o CCP é um dos principais pilares para o manejo do sangramento sem a utilização de sangue alogênico. O uso oportuno e racional de CCP em sangramento maciço pode ser mais seguro e eficaz que o uso de hemocomponentes. Temos uma experiência crescente para o uso de CCP para tratar pacientes com coagulopatia e sangramento cirúrgico. A monitorização rigorosa do sangramento com tromboelastometria possibilita a identificação rápida da anormalidade hemostática e, assim, o direcionamento da terapêutica correta. Como é um hemoderivado, pacientes que recusam transfusões normalmente aceitam sua administração. Não é contraindicado em TJ, por exemplo.
- Antifibrinolíticos como ácido tranexâmico (ATx): são bem aceitos por esses pacientes. Uma metanálise de mais de 10 mil pacientes cirúrgicos revelou que a administração de ATx reduz a perda de sangue e a necessidade de transfusões. A desmopressina (1-desamino-8-D-arginina vasopressina – DDAVP) é uma forma sintética do hormônio antidiurético (ADH) e que pode ser utilizada para otimizar a hemostasia sanguínea por promover a liberação do fator von Willebrand e, logo, aumentar o fator VIII, formando o complexo FVIII-FvW. Há várias formas de administração; porém, em pacientes que necessitam da estabilização da coagulação, a melhor forma é a endovenosa, 0,3 mcg/kg, diluída em 50 mL e infundida em 30 minutos. Essa dose mantém o nível plasmático de FVIII-FvW elevado por 8 a 10 horas. O fator XIII é o fator final da hemostasia; converte monômeros de fibrina solúvel em um coágulo de fibrina estável, prevenindo a degradação prematura da rede de fibrina e da função de barreira do endotélio. Portanto, é bastante útil na prevenção de sangramento tardio. O concentrado de fator XIII é aceito plenamente por pessoas com questão religiosa para ser usado no intraoperatório. Já o fator VII ativado recombinante (rFVIIa) é excelente opção para controlar o san-

gramento em pacientes que precisam preservar hematócrito/hemoglobina. O concentrado de rFVIIa foi aprovado em todo o mundo para pacientes com deficiências de fatores (exemplo: hemofilia) ou mesmo aqueles com desordem plaquetária congênita. Em pacientes TJ, pode ser mais uma opção para controlar o sangramento intraoperatório.

CONCLUSÃO

A maioria absoluta dos pacientes que se recusam a receber sangue (hemocomponentes) são pertencentes a um grupo religioso chamado "testemunhas de Jeová". O impedimento religioso decorre de uma interpretação literal da Bíblia. Cada vez mais atendemos TJ nos hospitais, alguns em situações de emergência, precisando de transfusão sanguínea. Felizmente, nos últimos anos, temos visto pacientes aceitando hemoderivados e, dessa forma, possibilitando ao anestesista melhores condições de lidar com o conflito vontade do paciente *versus* dever do médico. A Constituição Brasileira garante liberdade ao paciente pelo princípio da autonomia da vontade: "ninguém é obrigado a fazer ou deixar de fazer algo senão em virtude da lei". Como não há dispositivo legal que obrigue alguém a consentir com qualquer tratamento, ninguém necessita concordar em ser submetido à transfusão sanguínea.

A Resolução do Conselho Federal de Medicina (CFM) 1.021/1980 afirma: "em caso de recusa à transfusão pelo paciente, o médico, se não houver risco iminente de vida, deverá respeitar a vontade do paciente ou de seus responsáveis, porém, se houver risco iminente, o médico praticará a transfusão, independente da vontade do paciente ou seus responsáveis". Em caso eletivo, o médico poderá explicar ao paciente todas as alternativas aos hemocomponentes. O limite entre a autonomia de vontade do paciente e o dever de agir do médico é o risco de morte. O Código Penal, no art. 146, parágrafo 3, diz: "se a transfusão sanguínea for necessária para salvar a vida do paciente, não pode ser considerada uma violação da autonomia de vontade do paciente". Qualquer quadro clínico que demande transfusão sanguínea deve ser tratado sem intermediação jurídica. Em caso de risco de morte, a transfusão é um dever médico. O compromisso prévio com o paciente ou documentos assinados por ele de não receber hemoderivados não isentam o anestesiologista de sua responsabilidade. A Resolução do CFM n. 1.021/1980, o art. 135 do Código Penal, que classifica como crime a omissão de socorro, e a decisão do Superior Tribunal de Justiça no processo HC 268.459/SP impõem ao médico a obrigação de transfusão quando houver risco de morte.

REFERÊNCIAS BIBLIOGRÁFICAS

1. Ashworth A, Klein AA. Cell salvage as part of a blood conservation strategy in anaesthesia. Br J Anaesth. 2010;105(4):401-16.
2. Benson K. Management of the Jehovah's witness oncology patient: perspective of the transfusion service. Cancer Control. 1995;2(6):552-6.
3. Cole JL, McLeod ND. Administration of four-factor prothrombin complex concentrate for a life-threatening bleed in a Jehovah's Witness patient. Blood Coagul Fibrinolysis. 2018;29(1):120-2.
4. Conselho Federal de Medicina. Resolução CFM n. 1.021/80. Brasília: Diário Oficial da União; 1980.
5. Costa-Filho R, Hochleitner G, Wendt M, Teruya A, Spahn DR. Over 50 years of fibrinogen concentrate. Clin Appl Thromb Hemost. 2016;22(2):109-14.
6. Degout CS. Controlled hypotension: a guide to drug choice. Drugs. 2007;67(7):1053-76.
7. Dixon JL. Blood: whose choice and whose conscience? N Y State J Med.1988;88:463-64.
8. Frank SM, Wick EC, Dezern AE, Ness PM, Wasey JO, Pippa AC, et al. Risk-adjusted clinical outcomes in patients enrolled in a bloodless program. Transfusion. 2014;54(10Pt 2):2668-77.
9. Gyamfi C, Berkowitz RL. Responses by pregnant Jehovah's Witnesses on healthcare proxies. Obstet Gynecol. 2004;104(3):541-4.
10. Hiippala ST, Myllyla GJ, Vahtera EM. Hemostatic factors and replacement of major blood loss with plasma poor red cell concentrates. Anesth Analg. 1995;81(2):360-5.
11. Husarova V, Donnelly G, Doolan A, Garstka M, Ainle FN, McCaul C. Preferences of Jehovah's witnesses regarding haematological supports in an obstetric setting: experience of a single university teaching hospital. Int J Obstet Anesth. 2016:25:53-7.
12. Instituto Brasileiro de Geografia e Estatística. Censo Demográfico 2010: características gerais da população, religião e pessoas com deficiência. Rio de Janeiro: IBGE; 2012.
13. Ker K, Edwards P, Perel P, Shakur H, Roberts I. Effect of tranexamic acid on surgical bleeding: systematic review and cumulative meta-analysis. BMJ. 2012:344:e3054.
14. Mannucci PM. Hemostatic drugs. N Engl J Med. 1998;339(4):245-53.
15. Nelson CL, Fontenot HJ. Ten strategies to reduce blood loss in orthopedic surgery. Am J Surg. 1995;170:64S-68S.
16. Pattakos G, Koch CG, Brizzio ME, Batizy LH, Sabik JF, Blackstone EH, et al. Outcome of patients who refuse transfusion after cardiac surgery: a natural experiment with severe blood conservation. Arch Intern Med. 2012;172(15):1154-60.
17. Richman JM, Rowlingson AJ, Maine DN, Courpas GE, Weller JF, Wu CL. Does neuraxial anesthesia reduce intraoperative blood loss? A meta-analysis. J Clin Anesth. 2006; 18(6):427-35.
18. Scharman CD, Burger D, Shatzel JJ, Kim E, DeLoughery TG. Treatment of individuals who cannot receive blood products for religious or other reasons. Am J Hematol. 2017;92(12):1370-81.
19. Shander A, Rijhwani TS. Acute normovolemic hemodilution. Transfusion. 2004;44:26s-34s.
20. Takaschima AKK, Sakae TM, Takaschima AK, Takaschima RST, Lima BJSB, Benedetti RH. Dever ético e legal do anestesiologista frente ao paciente testemunha de Jeová: protocolo de atendimento. Rev Bras Anestesiol. 2016;66:637-41.
21. Zeeshan M, Hamidi M, Feinstein AJ, Gries L, Jehan F, Sakran J. Four-factor prothrombin complex concentrate is associated with improved survival in trauma-related hemorrhage: a nationwide propensity-matched analysis. J Trauma Acute Care Surg. 2019;87(2):274-81.

2

Estratégias não farmacológicas no manejo do sangramento

Livia Pereira Miranda Prado
Ricardo Costa Nuevo

DESTAQUE DO TEMA

1. O gerenciamento de sangue do paciente consiste em: otimização da massa eritrocitária, redução da perda de sangue e otimização da tolerância fisiológica do paciente à anemia.
2. Cirurgias nas quais a probabilidade de sangramento é alta demandam o desenvolvimento de escore de riscos específicos para prever sangramento e a necessidade de transfusão.
3. Intervenções intraoperatórias podem diminuir a perda sanguínea durante o ato cirúrgico.

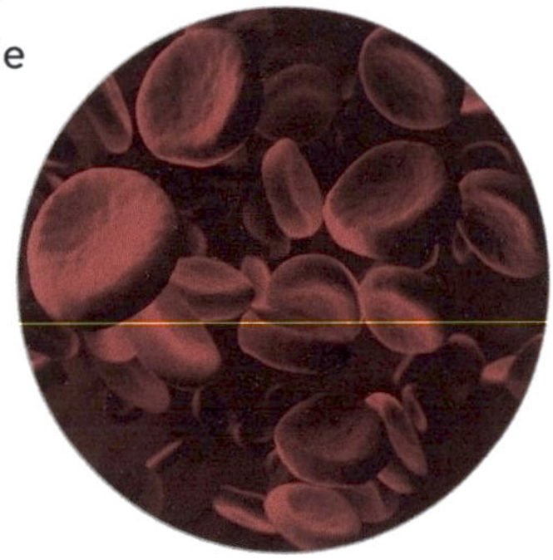

INTRODUÇÃO

Aproximadamente 313 milhões de procedimentos cirúrgicos são realizados ao redor do mundo, todos os anos. Estimativas recentes mostram que ao menos 4,2 milhões de pessoas morrem em até 30 dias da cirurgia a cada ano, o que representa 7,7% de todas as mortes globais – e a hemorragia perioperatória continua a ser um dos principais riscos durante e após as cirurgias, associada a uma alta taxa de morbimortalidade e utilização dos recursos de saúde.

Os mecanismos que contribuem para o sangramento intraoperatório são complexos, destacando-se comorbidades preexistentes, tipo de cirurgia realizada, ativação de vias fibrinolíticas e comprometimento hemostático secundário à hemodiluição, consumo de fatores da coagulação, utilização de medicamentos anticoagulantes e antiplaquetários, hipotermia e acidose, bem como hipocalcemia.

Este capítulo tem como objetivo discutir medidas não farmacológicas, incluindo-se estratégias cirúrgicas e anestésicas, para minimizar a perda sanguínea no paciente cirúrgico.

CONCEITOS

O gerenciamento de sangue do paciente (PBM – *patient blood management*), definido pela Society for the Advancement of Blood Management, é a aplicação oportuna de conceitos médicos e cirúrgicos baseados em evidências, projetados para manter a concentração de hemoglobina, otimizar a hemostasia e minimizar a perda de sangue em um esforço para melhorar os desfechos dos pacientes.

O PBM pode ser em dividido três pilares, consistindo-se em: otimização da massa eritrocitária, como primeiro pilar; a redução da perda de sangue, como segundo pilar; e otimização da tolerância fisiológica do paciente à anemia, como terceiro pilar.

Tendo como foco o segundo pilar do PBM, a abordagem inicial para minimizar o sangramento cirúrgico começa na fase pré-operatória e inclui a identificação dos pacientes de risco. *Guidelines* recentes recomendam uma história clínica detalhada e estruturada caso haja relato de sangramento excessivo, história familiar positiva para distúrbios hemostáticos, uso de terapia anticoagulante e uso de antiagregantes plaquetários. Em caso de história positiva para sangramento aumentado, é recomendado um encaminhamento ao hematologista para uma avaliação mais aprofundada.

Outro ponto a ser considerado é o tipo de cirurgia a ser realizada. Cirurgias nas quais a probabilidade de sangramento é alta têm estado na vanguarda para o desenvolvimento de escore de riscos específicos para prever sangramento e a necessidade de transfusão, como as cirurgias cardíacas.

Esses sistemas de pontuação têm o potencial de identificar fatores de risco modificáveis, quantificar o risco antes da cirurgia, alocar recursos (como recuperador de sangue, por exemplo) e orientar melhor o gerenciamento de estoque de hemoconcentrados.

Dentre as medidas não farmacológicas utilizadas para minimizar a perda de sangue intraoperatória, destacam-se as estratégias cirúrgicas e as estratégias anestésicas.

ESTRATÉGIAS CIRÚRGICAS

Torniquetes

Os torniquetes são amplamente utilizados durante a cirurgia de membros. Embora reduzam a perda sanguínea intraoperatória, metanálises sugerem que não há diferença na perda de sangue total. A liberação de mediadores inflamatórios como resultado de isquemia do membro pode até aumentar a perda de sangue no pós-operatório. A interpretação dos diversos estudos é dificultada por causa das diferentes pressões de insuflação e tempo de uso dos torniquetes durante a cirurgia. Atualmente, a decisão de usar o torniquete é ditada por fatores além do manejo do sangue, como a visibilidade do campo cirúrgico. As desvantagens do uso do torniquete incluem maior dor, disfunção do quadríceps quando utilizado em membro inferior e aumento do risco de eventos trombóticos.

Recuperação intraoperatória de sangue

A recuperação intraoperatória de sangue é um sistema de resgate de células que coleta o sangue do campo cirúrgico por aspiração, lava e filtra os resíduos, como restos celulares e bioquímicos. Após o processo de filtração, os eritrócitos do paciente retornam para ele. O princípio fundamental é utilizar o resgate de células em combinação com outras estratégias de conservação de sangue, quando se espera reduzir a probabilidade de transfusão de sangue alogênico.

Drenos

Drenos de sítio cirúrgico são comumente usados com o objetivo de reduzir hematomas e infecção de sítio cirúrgico. Um número razoável de estudos investigou a eficácia de drenos na prevenção de complicações pós-operatórias, e muitos não demonstraram nenhum benefício da inserção do dreno. Na cirurgia ortopédica, drenos de sucção podem aumentar a perda sanguínea pós-operatória. Dado o número crescente de estudos sugerindo que os drenos não conferem melhora dos resultados clínicos (e pode aumentar a perda de sangue), seu uso deve ser individualizado.

Técnica cirúrgica

Comparadas com a cirurgia aberta e invasiva, cirurgias laparoscópicas e robóticas são associadas a melhores resultados, incluindo menor perda sanguínea intraoperatória.

Diatermia

A eletrocauterização por radiofrequência monopolar e bipolar são ferramentas-chave para alcançar a hemostasia durante a cirurgia. Vários novos dispositivos estão disponíveis, geralmente na forma de sistemas de vedação bipolares, resultando em menor dano aos tecidos saudáveis adjacentes. No entanto, há evidências limitadas de que eles possam reduzir a perda de sangue, e fatores como técnica cirúrgica provavelmente têm um maior impacto na redução da perda sanguínea durante a cirurgia.

ESTRATÉGIAS ANESTÉSICAS

Hipotensão permissiva

A hipotensão permissiva consiste no uso de medicamentos e outras medidas para baixar a pressão arterial média intraoperatória para valores entre 50 e 65 mmHg, visando reduzir o fluxo sanguíneo para o campo cirúrgico. A intenção é reduzir a perda de sangue, ao mesmo tempo que se melhore a visibilidade no campo cirúrgico. Isso tem de ser equilibrado contra os riscos de hipoperfusão de órgãos, como despertar atrasado, dano cerebral permanente, lesão miocárdica, lesão renal e morte. Portanto, essa técnica deve ser evitada em pacientes com insuficiência coronariana, hipotensão mal controlada ou doença cerebrovascular. Uma indicação clara para essa abordagem é em pacientes vítimas de trauma com sangramento ativo, em que é aconselhável manter a pressão arterial sistólica entre 80 e 90 mmHg até que o sangramento seja controlado. É crucial enfatizar que essa estratégia é contraindicada em casos de traumatismo cranioencefálico.

As medidas que podem ser utilizadas incluem desde o posicionamento do paciente até a aplicação de anestesia neuroaxial, administração intravenosa de anestésicos (como propofol), opioides (remifentanila), vasodilatadores de ação direta (nitroglicerina), betabloqueadores seletivos (esmolol), alfabloqueadores seletivos (dexmedetomidina), alfa e betabloqueadores combinados (labetalol) e anestésicos voláteis (sevoflurano).

Independentemente da técnica utilizada, se a hipotensão permissiva for realizada, a seleção adequada do paciente é fundamental, e a hipotensão deve ser monitorizada minuciosamente para garantir a perfusão adequada dos órgãos.

Bloqueios de neuroeixo

As técnicas anestésicas desempenham um papel importante na minimização da perda sanguínea intraoperatória. Bloqueios de neuroeixo (anestesia subaracnóidea/peridural) resultam em bloqueio de fibras nervosas simpáticas pré-ganglionares, hipotensão arterial e pressão venosa periférica reduzida.

O bloqueio simpático também resulta em atenuação do estresse cirúrgico, que por sua vez está associada com a estabilização dos fatores de coagulação e redução da fibrinólise. A associação desses efeitos resulta em menor quantidade de sangue próximo ao local cirúrgico e consequentemente menor sangramento.

Posicionamento do paciente

O posicionamento correto do paciente é uma intervenção simples e eficaz para reduzir a perda sanguínea intraoperatória. Isso é particularmente importante em pacientes submetidos a cirurgia na posição prona (por exemplo, cirurgias lombares). O incorreto posicionamento pode levar à compressão da veia cava inferior com subsequente obstrução do retorno venoso. O aumento da pressão hidrostática desvia o sangue para o plexo venoso epidural, causando ingurgitamento dos vasos e sangramento no sítio cirúrgico.

Evitar hipotermia

A hipotermia intraoperatória, definida como uma temperatura corporal central abaixo de 36°C, pode resultar de muitos fatores, como baixas temperaturas das salas do centro cirúrgico, evaporação de cavidades corporais, uso de fluidos intravenosos frios e anestésicos inalatórios, atividade metabólica reduzida e perda de regulação térmica e respostas compensatórias devido à anestesia (por exemplo, vasoconstrição e tremores). Os pacientes com risco de desenvolver hipotermia incluem aqueles em extremos de idade, submetidos a anestesia regional combinada à anestesia geral, cirurgia de grande porte, cirurgia prolongada e pacientes com maior classificação ASA.

Os efeitos adversos da hipotermia na função das plaquetas e na cascata de coagulação, como resultado do comprometimento das reações enzimáticas dependentes da temperatura, são bem conhecidos. Mesmo a hipotermia leve foi associada a um aumento na perda de sangue e aumento no risco relativo de transfusão de concentrado de hemácias. Ademais, a hipotermia pode levar ao aumento das taxas de infecção de feridas e problemas cardiovasculares e aumento no tempo de recuperação anestésica.

Ventilação mecânica

Ventilação com pressão positiva com uso mínimo de pressão expiratória final (PEEP) e baixos volumes correntes têm sido defendidos para reduzir a perda de sangue, uma vez que promovem melhora no retorno venoso. No entanto, isso não é suportado por grandes ensaios clínicos e necessita ser balanceado com os benefícios da PEEP, como recrutamento alveolar, melhora da hipóxia e diminuição das complicações pulmonares no pós-operatório.

Acidose/hipocalcemia

Por fim, e não menos importante, deve-se manter o equilíbrio acidobásico nos pacientes cirúrgicos por meio de uma adequada perfusão tecidual. Tal fator é de grande importância, visto que os fatores da coagulação são enzimas que funcionam em condições adequadas de pH. Valores normais de cálcio (1 a 1,2 $mEq.L^{-1}$) também devem ser meta, no intuito de minimizar perdas sanguíneas, visto que o cálcio é o quarto fator da coagulação, sendo o cofator da maioria dos fatores da coagulação.

CONCLUSÃO

Diante dos riscos transfusionais e do aumento da morbimortalidade relacionada ao sangramento e uso de hemocomponentes no perioperatório, estratégias que minimizem a perda sanguínea durante a cirurgia são de grande valia neste momento crítico de cuidado ao paciente.

REFERÊNCIAS BIBLIOGRÁFICAS

1. Shah A, Palmer AJR, Klein AA. Strategies to minimize intraoperative blood loss during major surgery. Br J Surg. 2020;107(2):e26-e38.
2. Desai N, Schofield N, Richards T. Perioperative patient blood management to improve outcomes. Anesth Analg. 2018;127(5):1211-20.
3. Althoff FC, Neb H, Herrmann E, Trentino KM, Vernich L, Füllenbach C, et al. Multimodal patient blood management program based on a three-pillar strategy: a systematic review and meta-analysis. Ann Surg. 2019;269(5):794-804.
4. Nunes NG, Oliveira JAA, Bezerra FMP, Nascimento VD, Dumaresq DMH, Patrocinio MCA. A recuperação intraoperatória de células sanguíneas é eficaz em cirurgias de quadril?. Rev Bras Ortop. 2019;54(4):377-81.
5. Soghomonyan S, Stoicea N, Sandhu GS, Pasternak JJ, Bergese SD. The role of permissive and induced hypotension in current neuroanesthesia practice. Front Surg. 2017;4:1.
6. Malik O, Brovman EY, Urman RD. The use of regional or neuraxial anesthesia for below-knee amputations may reduce the need for perioperative blood transfusions. Reg Anesth Pain Med. 2018;43(1):25-35.
7. Kander T, Schött U. Effect of hypothermia on haemostasis and bleeding risk: a narrative review. J Int Med Res. 2019;47(8):3559-68.
8. Rauch S, Miller C, Bräuer A, Wallner B, Bock M, Paal P. Perioperative hypothermia: a narrative review. Int J Environ Res Public Health. 2021;18(16):8749.

9. De Robertis E, Kozek-Langenecker SA, Tufano R, Romano GM, Piazza O, Zito Marinosci G. Coagulopathy induced by acidosis, hypothermia and hypocalcaemia in severe bleeding. Minerva Anestesiol. 2015;81(1):65-75.
10. Wray JP, Bridwell RE, Schauer SG, Shackelford SA, Bebarta VS, Wright FL, et al. The diamond of death: Hypocalcemia in trauma and resuscitation. Am J Emerg Med. 2021;41: 104-9.

3

Estratégias transfusionais com hemocomponentes

Roseny dos Reis Rodrigues

DESTAQUE DO TEMA

1. Diante de um paciente com sangramento agudo, deve-se reconhecer o problema, estratificar a gravidade e tomar medidas para a resolução.
2. O protocolo de transfusão maciça deve levar em conta a grande perda sanguínea e o curto espaço de tempo para ser iniciado.
3. A medição repetida da concentração de hemoglobina em um paciente recebendo cristaloides e fluidos pode não fornecer medidas suficientemente válidas das necessidades de hemácias em caso de sangramento maior, por isso todos os casos devem ser individualizados e analisados quanto às necessidades reais de cada paciente.

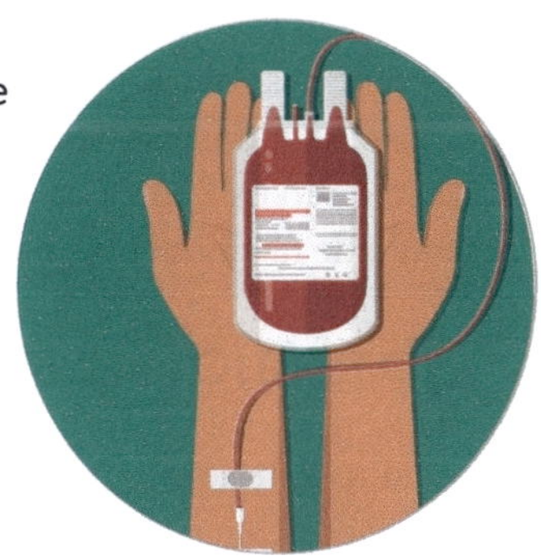

INTRODUÇÃO

Decidir sobre o momento de iniciar transfusão nem sempre é uma tarefa fácil ou previsível; devemos fazer um reconhecimento sobre a necessidade de hemocomponentes entre pacientes "agudos" ou "crônicos" e quais objetivos serão almejados. A tomada dessa decisão em pacientes agudos depende de variáveis como o grau de estabilidade hemodinâmica, montante estimada da perda sanguínea, valores prévios de hemoglobina e mecanismo de trauma ou lesão cirúrgica, além de marcadores de perfusão tecidual. A decisão sobre transfusão de pacientes crônicos geralmente vem cercada de mais tempo para a tomada de decisão; a presença de morbidades agregadas pode ser também levada em consideração, além dos marcadores de perfusão. Em geral, objetivos mais assertivos são buscados, visto que a estabilidade hemodinâmica comumente está presente.

Quando tratamos de pacientes agudos e/ou instáveis, o risco eminente de vida é uma variável constante, e a perda volêmica aguda pode gerar dois problemas que podem ou não ser concomitantes: um é a anemia de início súbito, com consequentes choque e hipoperfusão; o outro é o distúrbio de coagulação adquirido. Diante de um paciente com sangramento agudo, não há estudos contundentes que norteiam a melhor conduta transfusional, como encontramos em pacientes mais "crônicos" e em ambientes de terapia intensiva; logo, nessa população, algumas perguntas sequenciais devem ser respondidas para que as condutas mais adequadas sejam tomadas. Discutiremos essas perguntas no próximo tópico.

CONCEITO

É válido lembrarmos a diferença entre hemocomponentes e hemoderivados (Figura 1). Denominam-se hemocomponentes os derivados diretos do sangue como o concentrado de hemácias, o plasma fresco, as plaquetas e o crioprecipitado. Hemoderivados são componentes do sangue humano que passaram por um processo de industrialização, frequentemente pasteurização, nanofiltração e liofilização. São os fatores de coagulação como o complexo protrombínico, o concentrado de fibrinogênio, o fator VII e a albumina.

MANEJO PRÁTICO DO SANGRAMENTO

Como dito anteriormente, diante de um paciente com sangramento agudo, devemos nos posicionar no sentido de reconhecimento do problema, estratificação da gravidade e ações de resolução. Desse modo, os seguintes questionamentos devem ser realizados (Tabela 1).

- "O paciente alcançou a estabilidade hemodinâmica após reposição com alíquotas de cristaloides?" Em caso positivo, a transfusão pode ser aguardada num primeiro momento até que marcadores de perfusão tecidual sejam colhidos e avaliados; a presença de anemia sintomática, bem como hipoperfusão tecidual mantida nos exames laboratoriais ou no exame clínico, deve ser indicativa da necessidade da transfusão de concentrados de hemácias mais "precocemente".

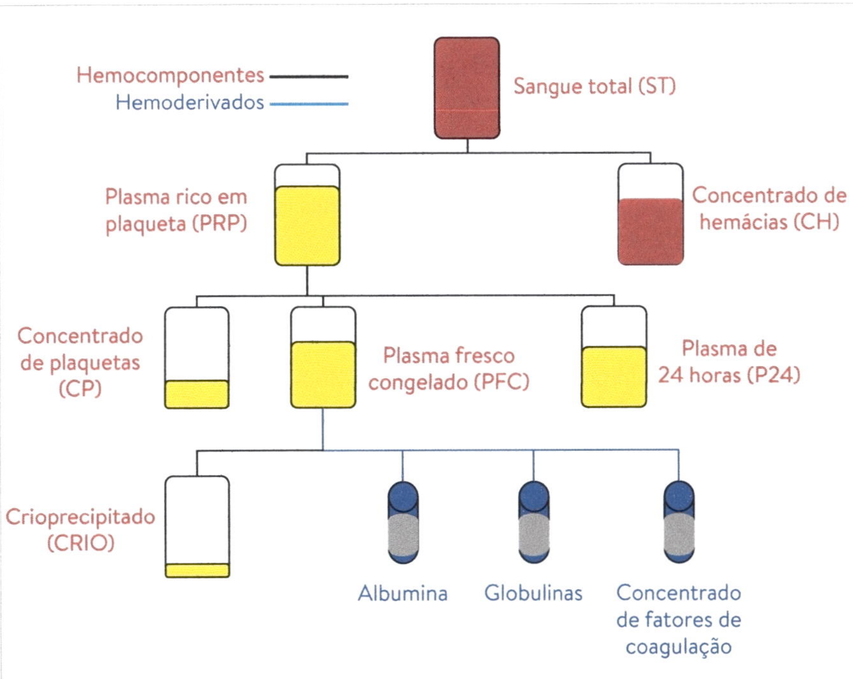

FIGURA 1 Diferenciação esquemática entre hemocomponentes e hemoderivados.
Fonte: Anvisa, 2009.

- A segunda pergunta que devemos fazer é: "eu consigo quantificar a perda do meu paciente?". Perdas volêmicas consideradas "vultosas" nos alertam para a possibilidade real de iniciar a transfusão mais precocemente. Nessa situação, devemos nos lembrar dos pacientes em choque hemorrágico graus III e IV e daqueles que possuem mecanismos de trauma associados a grandes perdas de sangue, como as amputações traumáticas de membros em região proximal; devido ao sangramento arterial, os pacientes sofrem uma grande perda, com rápida instalação de anemia e prejuízo da oferta de oxigênio.
- A terceira pergunta é: "eu devo sempre iniciar a transfusão conjunta de fatores de coagulação ao transfundir hemácias?". A resposta é não. Devemos transfundir fatores de coagulação quando iniciamos o protocolo de transfusão maciça, ou quando temos distúrbio de coagulação (congênito ou adquirido) associado; diagnosticado por meios clínicos e/ou laboratoriais e com sangramento ativo. Algoritmos transfusionais devem ser utilizados para que o uso de hemocomponentes como plasma fresco e plaquetas não sejam administrados de forma errática ou empírica. O objetivo inicial da transfusão é melhorar a

DO_2 (oferta de oxigênio), e isso é obtido por meio da transfusão de concentrado de hemácias, otimização da pré-carga e do débito cardíaco. Nem todo paciente que sangra cursa com coagulopatia associada. Dessa forma, monitorar a coagulação é importante para a melhor tomada de decisão.

- "Quando eu devo iniciar protocolo de transfusão maciça (PTM)?" O PTM deve levar em conta duas variáveis importantes (grande perda sanguínea x curto espaço de tempo) para ser iniciado; é muito importante reconhecer o paciente candidato a PTM, pois se trata de um paciente grave e pré-obital se condutas rápidas e assertivas não forem adotadas. São candidatos aqueles com perda de sangue maior que 50% da volemia em 3 horas ou perda de 1,5 mL de sangue por quilo por minuto em até 20 minutos, ou naqueles cujos escores preditores de transfusão maciça apontam para uma perda importante. O PTM pode ser feito por meio da transfusão por "razão fixa" de hemocomponentes numa relação de proporcionalidade de concentrado de hemácias, plasma fresco e plaquetas de 1:1:1 ou 1:1:2, ou também pode ser realizado por meio de transfusão de concentrados de hemácias (a critério clínico), associado ao uso de testes viscoelásticos, como a tromboelastometria (POC – *point of care*), para guiar a melhor utilização de hemocomponentes e/ou hemoderivados. Em geral, esse paciente iniciará com a transfusão de quatro concentrados de hemácias em qualquer que seja a estratégia escolhida (razão fixa ou guiado por POC). Muito importante lembrar também que o paciente deve ter sua fonte de sangramento tratada rapidamente por uma equipe cirúrgica competente e que o protocolo jamais deve retardar esse manejo.
- "E se eu não consigo quantificar o sangramento, quando inicio a transfusão?" Em casos de não haver condições de quantificar sangramento, como em pacientes portadores de traumas complexos de pelve, cujo sangramento para retroperitônio "sequestra" grandes quantidades de volume e não conseguimos estimar a perda, é de fundamental importância que utilizemos escores preditores de transfusão maciça. Eles nos ajudam a reconhecer o paciente candidato a PTM e, dessa forma, não adiamos a decisão tão importante de transfundir essa população de paciente crítico. Há muitos escores na literatura, como ABC (*Assessments of Blood Consumption*), *Shock Index* (SI), TASH (*Trauma Associated Severe Hemorrhage*) etc. Todos possuem vantagens e desvantagens, "seus gatilhos" e críticas inerentes aos seus pontos de fragilidade.

EVIDÊNCIAS LITERÁRIAS

A concentração de hemoglobina (Hb) é um alvo laboratorial indireto, para "mensurar" ou estimar a oferta de oxigênio para os tecidos. É pouco provável que um único valor único e universal de Hb seja definido para todos os pacientes,

TABELA 1 Perguntas relevantes ao iniciar a transfusão

Perguntas	Considerações
O paciente alcançou a estabilidade hemodinâmica após reposição com alíquotas de cristaloides?	Em caso positivo, a transfusão pode ser aguardada num primeiro momento até que marcadores de perfusão tecidual sejam colhidos e avaliados
Eu consigo quantificar a perda do meu paciente?	Investir em instrumentos de mensuração de perda sanguínea (drenos, pesagem de compressas)
Eu devo sempre iniciar a transfusão conjunta de fatores de coagulação quando transfundo hemácias?	Não. Nem sempre sangramento vem acompanhado de coagulopatia, por isso a intervenção precoce do foco do sangramento, bem como medidas de prevenção de coagulopatia são fundamentais
Quando devo iniciar o protocolo de transfusão maciça (PTM)?	50% da volemia em 3 horas, ou perda de 1,5 mL de sangue por quilo por minuto em até 20 minutos, ou naqueles cujos escores preditores de transfusão maciça apontam para perda importante (SI > 1,2; ABC > 2)
E se eu não consigo quantificar o sangramento, quando inicio a transfusão?	Usar escores preditores de transfusão maciça; avaliação de estabilidade hemodinâmica; choque hemorrágico > 3

mesmo porque as circulações regionais orgânicas diferenciam em extração e mecanismos fisiológicos adaptativos de anemia. A medição repetida de Hb por meio de um laboratório em um paciente recebendo cristaloides e fluidos pode não fornecer medidas suficientemente válidas das necessidades de hemácias em caso de sangramento maior, por isso todos os casos devem ser individualizados e analisados quanto às necessidades reais de cada paciente. A transfusão de hemácias geralmente é necessária quando de 30% a 40% do volume de sangue são perdidos (1.500 mL em um homem de 70 kg). Mais de 40% de perda de volume de sangue (1.500 a 2.000 mL) são uma ameaça à vida e requerem transfusão imediata.

A transfusão de concentrado de hemácias é guiada pela taxa de perda de sangue e o grau de comprometimento hemodinâmico, com o objetivo de manter a perfusão crítica e a oxigenação tecidual. Laboratorialmente, o objetivo do uso de concentrado de hemácias é manter a Hb em um nível alto o suficiente para manter a oferta adequada de oxigênio aos tecidos (faixa-alvo pragmática de 07 a 08 g/dL diante de sangramento maior). Vale frisar que os valores buscados após as intervenções que visem otimizar a Hb devem vir seguidos pela observação crítica da conduta tomada; desse modo, os valores não devem ser buscados de forma estanque apenas, e sim porque o "alvo" está sendo buscado com o objetivo de melhoria de marcadores teciduais, melhora hemodinâmica ou sintomas clínicos.

O sangue deve ser transfundido preferencialmente por meio de um dispositivo de aquecimento, para minimizar o desenvolvimento de hipotermia.

O plasma fresco fornece uma fonte equilibrada de todos os fatores coagulantes; ele também promove a expansão de volume por conta de sua propriedade coloido-osmótica, porém não deve ser utilizado para essa finalidade. Está indicado para controlar a coagulopatia do sangramento associado à deficiência de fatores da coagulação, em casos de sangramento por intoxicação por anticoagulantes antagonistas de vitamina K e nos casos de sangramento de origem traumática em que o protocolo de transfusão maciça aos moldes 1:1:2 estiver iniciado.

Embora os dados apoiem o papel do uso empírico precoce de plasma em sangramento traumático grave, em contextos não traumáticos, o efeito de altas taxas de transfusão de hemácias e plasma fresco na mortalidade é incerto, devido à falta de ensaios clínicos para avaliar sua utilidade. É importante lembrar que, após a transfusão empírica inicial de plasma fresco, a transfusão de plasma adicional deve ser guiada por resultados seriados de testes de coagulação e/ou testes viscoelásticos.

A contagem de plaquetas não fornece uma avaliação da disfunção plaquetária observada em pacientes com choque e hipotensão. A trombocitopenia significativa é considerada um evento tardio na hemorragia grave, geralmente observada após uma perda de pelo menos 1,5 volume de sangue. Como uma abordagem pragmática em casos de hemorragia grave, sugere-se que a transfusão de plaquetas seja administrada para manter a contagem de plaquetas acima de 50 mil, embora limiares mais altos possam ser indicados em pacientes com sangramento intracraniano/espinal ou em pacientes com sangramento ativo com contagem de plaquetas em queda.

As transfusões de plaquetas têm sido consideradas intervenção segura e potencialmente eficaz na hemorragia grave. Todavia, em pacientes recebendo terapia antiplaquetária (principalmente aspirina) e apresentando hemorragia intracerebral espontânea aguda (acidente vascular cerebral), os resultados do estudo PATCH demonstraram que a transfusão de plaquetas aumentou o risco desses pacientes (embora limitações metodológicas tenham sido descritas). Não está claro como esses resultados do estudo devem ser aplicados àqueles que tomam outros tipos de agentes antiplaquetários ou àqueles que apresentam hemorragia intracerebral traumática ou outros tipos de hemorragia grave.

Com o advento de testes de monitorização da função plaquetária, seus valores têm sido cada dia mais revistos, e o futuro aponta para valores mais voltados para a funcionalidade do que para o quantitativo exclusivamente.

REFERÊNCIAS BIBLIOGRÁFICAS

1. Tan GM, Guinn NR, Frank SM, Shander A. Proceedings from the Society for Advancement of Blood Management Annual Meeting 2017: management dilemmas of the surgical patient-when blood is not an option. Anesth Analg. 2019;128(1):144-51.
2. Jehovah's Witnesses Around the World. Jehovah's witnesses. [Internet]. [15 de dezembro de 2023]. [acesso em dezembro de 2023]. Disponível em: https://www.jw.org/en/jehovahs-witnesses/worldwide/.
3. Jennings LK, Watson S, Massive Transfusion. StatPearls. Treasure Island: StatPearls Publishing; 2018.
4. Napolitano LM, Kurek S, Luchette FA, Corwin HL, Barie PS, Tisherman SA, et al. Clinical practice guideline: red blood cell transfusion in adult trauma and critical care. Crit Care Med. 2009;37(12):3124-5.
5. Vlaar APJ, Dionne JC, de Bruin S, Wijnberge M, Raasveld SJ, van Baarle FEHP, et al. Transfusion strategies in bleeding critically ill adults: a clinical practice guideline from the European Society of Intensive Care Medicine. Intensive Care Med. 2021;47(12):1368-92.
6. Stanworth SJ, Dowling K, Curry N, Doughty H, Hunt BJ, Fraser L, et al. Haematological management of major haemorrhage: a British Society for Haematology Guideline. Br J Haematol. 2022;198(4):654-67.
7. Spahn DR, Bouillon B, Cerny V, Duranteau J, Filipescu D, Hunt BJ, et al. The European guideline on management of major bleeding and coagulopathy following trauma, 5.ed. Crit Care. 2019;23(1):98.
8. Patil V, Shetmahajan M. Massive transfusion and massive transfusion protocol. Indian J Anaesth. 2014;58(5):590-95.
9. Schroll R, Swift D, Tatum D, Couch S, Heaney JB, Llado-Farrulla M, et al. Accuracy of shock index versus ABC score to predict need for massive transfusion in trauma patients. Injury. 2018;49(1):15-9.
10. Yücel N, Lefering R, Maegele M, Vorweg M, Tjardes T, Ruchholtz S, et al. Trauma Society Trauma Associated Severe Hemorrhage (TASH)-Score: probability of mass transfusion as surrogate for life threatening hemorrhage after multiple trauma. J Trauma. 2006;60(6):1228-36.
11. Woolley T, Thompson P, Kirkman E, Reed R, Ausset S, Beckett A, et al. Trauma hemostasis and oxygenation research (THOR) net-work position paper on the role of hypotensive resuscitation as part of remote damage control resuscitation. J Trauma Acute Care Surg. 2018;84(6S):S3-S13.
12. Zielinski MD, Wilson GA, Johnson PM, Polites SF, Jenkins DH, Harmsen WS, et al. Ideal hemoglobin transfusion target for resusci-tation of massive-transfusion patients. Surgery. 2016;160(6):1560-7.
13. Callum JL, Yeh CH, Petrosoniak A, McVey MJ, Cope S, Thompson T, et al. A regional massive hemorrhage protocol developed through a modified Delphi technique. CMAJ Open. 2019;7(3):E546-6.
14. Kozek-Langenecker SA, Ahmed AB, Afshari A, Albaladejo P, Aldecoa C, Barauskas G, et al. Management of severe perioperative bleeding: guidelines from the European Society of Anaesthesiology: First update 2016. Eur J Anaesthesiol. 2017;34(6):332-95.
15. Counts RB, Haisch C, Simon TL, Maxwell NG, Heimbach DM, Carrico CJ. Hemostasis in massively transfused trauma patients. Ann Surg. 1979;190(1):91-9.

16. Baharoglu MI, Cordonnier C, Al-Shahi Salman R, de Gans K, Koopman MM, Brand A, et al. Platelet transfusion versus standard care after acute stroke due to spontaneous cerebral haemorrhage associated with antiplatelet therapy (PATCH): a randomised, open-label, phase 3 trial. Lancet. 2016;387(10038):2605-13.
17. Baharoglu MI, Al-Shahi Salman R, Cordonnier C, Koopman MM, Manson L, Susen S, et al. PATCH trial: explanatory analyses. Blood. 2020;135(16):1406-9.
18. Chowdhury F, Doughty H, Batrick N. London 2017: Lessons learned in transfusion emergency planning. Transfus Med. 2021;31(2):81-7.

4

Exames *point of care* na abordagem do sangramento

Stéfano Malaguti Ferreira
Matheus Fecchio Pinotti

DESTAQUE DO TEMA

1. Testes *point of care* podem ser realizados a beira-leito ou no setor onde o paciente está, garantindo menor tempo para o resultado desejado.
2. No paciente com sangramento agudo, diversos parâmetros podem ser avaliados por testes *point of care*, desde a quantificação da hemoglobina e hematócrito até a capacidade de formação de coágulo como um todo.
3. Testes viscoelásticos usam uma amostra de sangue total para avaliar globalmente a hemostasia do paciente. Os principais testes disponíveis atualmente são a tromboelastografia e a tromboelastometria rotacional.
4. Cada teste viscoelástico pode usar diferentes reagentes para a avaliação específica de agentes envolvidos na formação, estabilização e lise do coágulo, como fibrinogênio, plaquetas e fatores de coagulação, além da interferência externa de drogas como a heparina.
5. O uso de testes viscoelásticos, especialmente quando interpretados com base em um fluxo bem definido, parece reduzir a transfusão sanguínea e otimizar o manejo transfusional, sobretudo em pacientes em cenários críticos, como os submetidos a cirurgia cardiovascular ou transplante hepático, bem como os politraumatizados ou pacientes que apresentam hemorragia obstétrica.

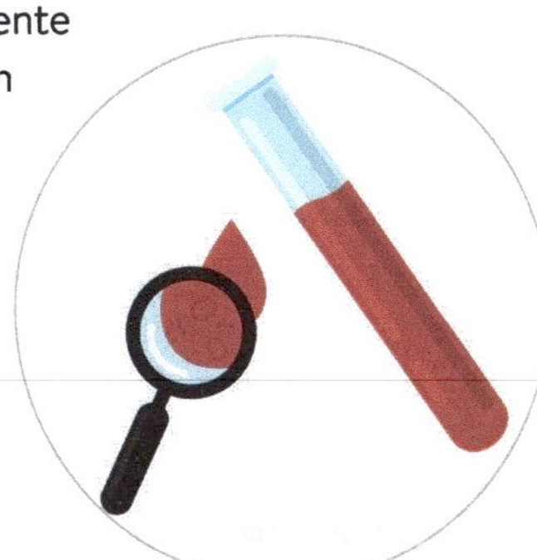

INTRODUÇÃO

Quando pensamos em exames *point of care* (POC) na abordagem do sangramento, é comum ter em mente os testes viscoelásticos, também tratados como tromboelastografia (TEG) ou tromboelastometria rotacional (ROTEM). A primeira publicação destes testes POC aconteceu em 1948, mas seu emprego prático passou a ser difundido apenas na década de 1980. No entanto, os testes viscoelásticos não são a única ferramenta POC que pode ser utilizada para um paciente com sangramento, como veremos mais adiante.

Em contraposição aos exames POC, temos os exames tradicionais. Os testes aqui tratados como tradicionais são aqueles que, após coletados, devem ser enviados para ambiente laboratorial para processamento. Compreendem a avaliação dos tempos de coagulação ou coagulograma, a contagem de plaquetas e a dosagem de fibrinogênio. Os resultados desses exames, a depender da logística hospitalar, podem levar entre 45 e 60 minutos para serem disponibilizados ao anestesiologista. Esse intervalo relativamente longo faz que o uso deles no ambiente perioperatório, em que se busca resposta para alterações rápidas e muito dinâmicas, torne-se impraticável ou, no mínimo, bastante limitado.

Por teste POC entendemos aqueles que podem ser realizados no cenário do cuidado ao paciente ou em suas proximidades, não necessariamente em um laboratório. A realização de exames à beira-leito visa economizar tempo para a obtenção de respostas úteis e, ao mesmo tempo, garantir o acesso a resultados fidedignos que podem guiar condutas e melhorar desfechos.

Como resultado, espera-se aperfeiçoar a qualidade da assistência e dar respostas rápidas que possam guiar decisões clínicas. Mais do que reduzir a transfusão de hemocomponentes, busca-se ter maior assertividade na escolha de cada produto transfundido, considerando os componentes do sangue como recursos limitados e eventualmente escassos, de alto custo e relacionados a eventos transfusionais adversos. Esses benefícios tornam-se especialmente evidentes quando testes POC são utilizados em conjunto com um algoritmo transfusional em procedimentos de grande porte ou com alto volume de sangramento, como em cirurgia cardiovascular, transplante hepático, trauma e hemorragia obstétrica.

Entre os testes passíveis de realização a beira-leito durante o manejo do sangramento, estão a quantificação da hemoglobina e do hematócrito, a avaliação do tempo de protrombina e a razão normalizada internacional (INR), do tempo de trombina, do tempo de tromboplastina parcial ativada (TTPa), do tempo de coagulação ativado (TCA), a dosagem de D-dímeros, além dos já mencionados TEG e ROTEM.

ALGUNS PARÂMETROS QUE PODEM SER AVALIADOS POR TESTES POC

Quantificação da hemoglobina e do hematócrito

A obtenção dos valores hematimétricos de maneira rápida e confiável é fundamental quando se trata da abordagem do paciente com sangramento. Pode ser feita no cenário do cuidado, por meio de aparelhos de gasometria, com adequada acurácia e rápida execução. Outros instrumentos de avaliação POC estão disponíveis, como sensores acoplados à oximetria de pulso que avaliam a hemoglobina de modo contínuo. Apesar de ainda haver discussão sobre a acurácia dos valores em relação à hemoglobina dosada, esse tipo de monitorização e suas variações ao longo do tempo parece auxiliar a decisão do melhor momento para realizar coletas de gasometria a outras medidas para diagnóstico e manejo de anemia intraoperatória.

Tempo de coagulação ativado (TCA)

Algumas situações clínicas, como instalação de circuitos de circulação extracorpórea (CEC) e de sistemas de oxigenação por membrana (ECMO), exigem que altas doses de heparina não fracionada sejam administradas no paciente. Essas doses resultam em concentrações plasmáticas de heparina superiores a 1 UI/mL, que prolongam o TTPa além dos limites de aferição, impedindo seu uso. Nesse cenário, o TCA, então, é capaz de avaliar o tempo que uma amostra de sangue total leva para coagular quando exposto a substâncias que ativam fatores de contato, como celite ou caolin.

Razão normalizada internacional

Em pacientes usuários de antagonistas da vitamina K, a monitorização ambulatorial de INR por meio de testes POC já se mostrou custo-efetiva. Em cenários de urgências, quando se tem um paciente com sangramento ou suspeita de coagulopatia, a avaliação POC de INR provou trazer uma relevante economia de tempo para o resultado.

Testes viscoelásticos

Testes viscoelásticos são uma maneira de realizar uma avaliação global da coagulação, ao utilizar uma amostra sangue total na temperatura corporal ideal, para reproduzir de modo mais fidedigno o estado atual de coagulação do paciente e seus potenciais distúrbios. Mais do que avaliar uma via específica da cascata de coagulação, esses exames traduzem de forma gráfica e com parâmetros numéricos a ativação plaquetária, a formação e estabilização do coágulo, além de seu posterior processo de degradação. Exames POC que avaliam a coagulação como um todo podem ser usados com sucesso para entendimento de coagulopatias e causas de sangramento perioperatório em pacientes de diferentes perfis clínico-cirúrgicos, bem como para guiar condutas terapêuticas transfusionais e avaliar os resultados obtidos com cada intervenção. O uso de algoritmos transfusionais baseados em testes POC de coagulação está ligado a menor uso de hemocomponentes em cirurgia cardíaca e transplante hepático, quando comparado ao julgamento clínico ou à decisão baseada em exames "tradicionais".

MECANISMO DE FUNCIONAMENTO DOS TESTES VISCOELÁSTICOS

A TEG, no modelo TEG 5000, utiliza um recipiente cilíndrico que mantem o sangue a 37 °C e oscila a 10 rotações por segundo, e sobre o qual se projeta um pino. À medida que o coágulo se forma, a resistência sobre o pino aumenta, e essas variações são registradas e convertidas no modelo gráfico que conhecemos e que será usado a seguir para identificar os parâmetros mais importantes a serem analisados. O modelo TEG 6S utiliza cartuchos, cada qual com quatro reagentes específicos, que utilizam exclusivamente tecnologia de ressonância para registrar a formação do coágulo, em um processo que, apesar de não usar pino, ainda é sensível à vibração. A ROTEM utiliza um sistema muito semelhante, com a diferença de que o recipiente se mantém estático e o pino é submetido à movimentação (Figura 1).

Ambos os testes podem ser realizados utilizando ensaios específicos, que empregam diferentes reagentes, para melhor avaliar processos específicos da formação e manutenção do coágulo (Tabela 1).

AVALIAÇÃO DOS RESULTADOS DOS TESTES VISCOELÁSTICOS

Os testes viscoelásticos apresentam seu resultado de forma visual. A curva básica obtida por um teste viscoelástico é apresentada na Figura 2. A curva é acompanhada de uma série de valores correspondentes às principais variáveis avaliadas pelo teste. Essas variáveis estão apontadas na Figura 2, e, a seguir, estão descritas na Tabela 2, que traz o significado de cada uma das variáveis, suas denominações nas plataformas TEG e ROTEM, seus valores de referência e as principais anormalidades relacionadas à alteração de cada variável.

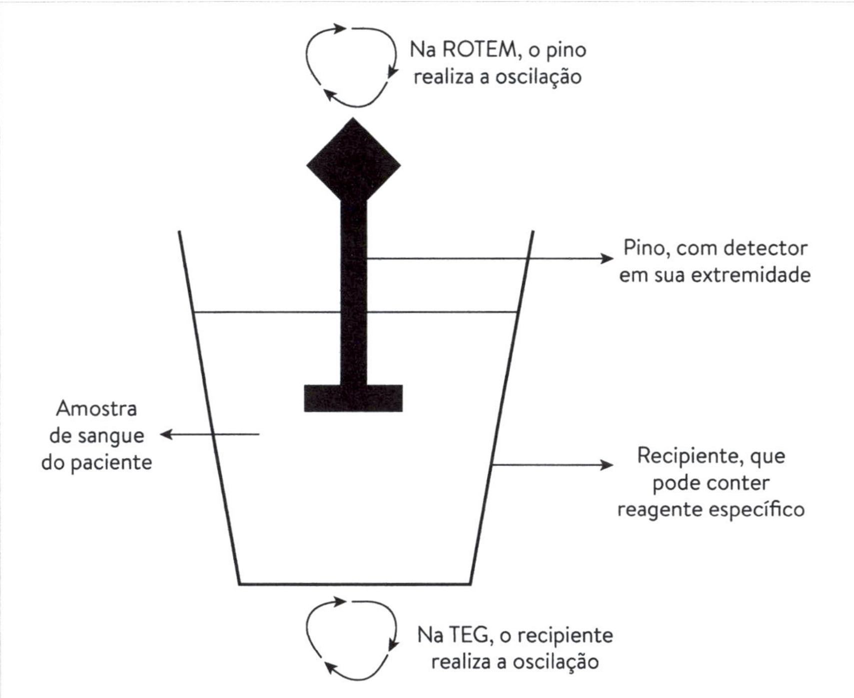

FIGURA 1 Mecanismo de funcionamento dos dois principais tipos de testes viscoelásticos.

ROTEM: tromboelastometria rotacional; TEG: tromboelastografia.

TABELA 1 As plataformas TEG 5000, TEG 6S e ROTEM com seus ensaios e respectivos reagentes

Plataforma	Tipo de amostra	Teste	Reagente	Processo avaliado
TEG 5000	Sangue total ou tubo com citrato	"Controle"	Caolin	Formação controle do coágulo pela ativação da via intrínseca
		Heparinase	Caolin, heparinase	Quando comparado ao exame padrão, o encurtamento de R sugere presença de heparina
		rTEG	Caolin, fator tecidual	Ativação das vias intrínseca e extrínseca para resultados mais rápidos
		FF	Fator tecidual, Reopro	Adicionado um inibidor de plaquetas, mantendo a contribuição do fibrinogênio. Pode distinguir contribuição de fibrinogênio e plaquetas.

(continua)

TABELA 1 As plataformas TEG 5000, TEG 6S e ROTEM com seus ensaios e respectivos reagentes (*continuação*)

Plataforma	Tipo de amostra	Teste	Reagente	Processo avaliado
TEG 6S	Tubo com citrato	CK	Caolin, cálcio	Formação controle do coágulo pela ativação da via intrínseca
		CKH	Caolin, heparinase, cálcio	Quando comparado ao exame padrão, o encurtamento de R sugere presença de heparina
		CRT	Caolin, fator tecidual, cálcio	Ativação das vias intrínseca e extrínseca para resultados mais rápidos
		CFF	Fator tecidual, Reopro, cálcio	Adicionado um inibidor de plaquetas, mantendo a contribuição do fibrinogênio. Pode distinguir contribuição de fibrinogênio e plaquetas.
ROTEM	Tubo com citrato	INTEM	Ácido elágico	Formação controle de coágulo pela ativação da via intrínseca
		EXTEM	Fator tecidual	Formação controle de coágulo pela ativação da via extrínseca
		HEPTEM	Ácido elágico, heparinase	Quando comparado ao INTEM, o encurtamento do CFT sugere ação de heparina
		FIBTEM	Fator tecidual, citocalasina D	Adição de inibidor plaquetário faz que permaneça a contribuição do fibrinogênio. Na comparação com EXTEM, ajuda a distinguir a comparação das plaquetas e do fibrinogênio.
		APTEM	Fator tecidual, aprotinina	Adição de antifibrinolítico faz com que a comparação com EXTEM aponte presença de fibrinólise

ROTEM: tromboelastometria rotacional; TEG: tromboelastografia.
Fonte: adaptado de Curry et al., 2018.

As principais variáveis estão identificadas com suas nomenclaturas utilizadas nas plataformas TEG e ROTEM. A definição de cada variável está apontada na Tabela 2.

Fica evidente que cada etapa do traçado gerado pelos testes viscoelásticos mostra que o coágulo depende de alguns fatores principais em cada momento específico de sua formação e estabilização (Figura 3).

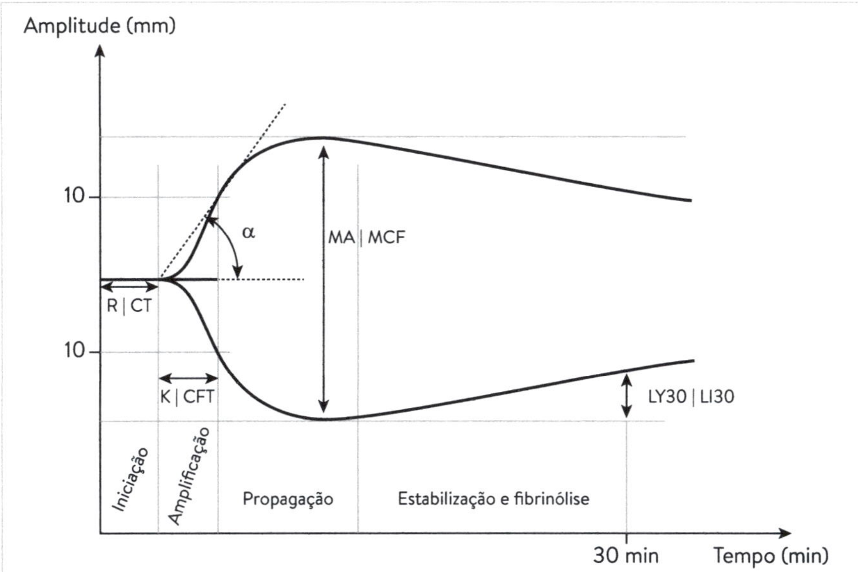

FIGURA 2 Apresentação típica de um teste viscoelástico.

CFT: tempo de formação do coágulo; CT: tempo de coagulação; LY30/LI30: lise em 30 minutos; MA: amplitude máxima; MCF: firmeza máxima do coágulo.

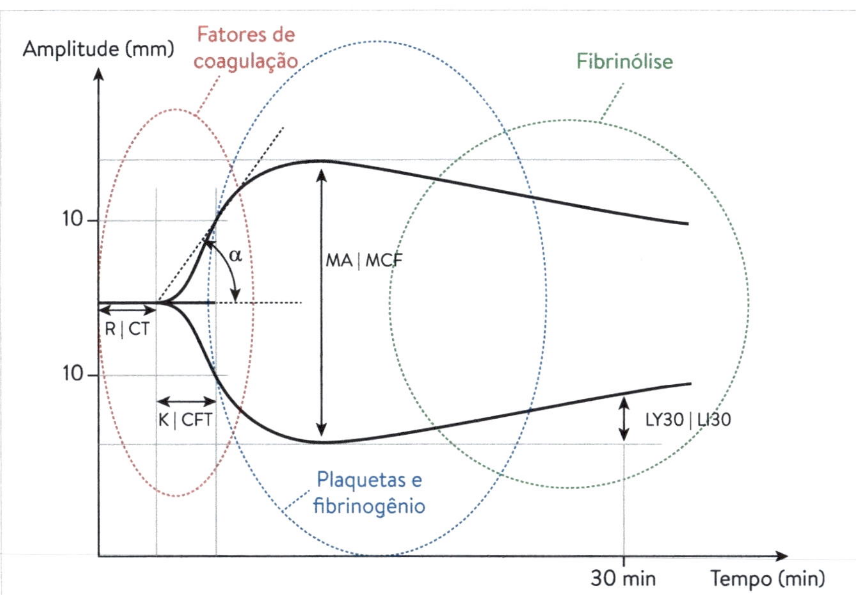

FIGURA 3 Cada etapa do teste viscoelástico está mais relacionada a agentes específicos que contribuem para a formação e estabilização do coágulo.

CFT: tempo de formação do coágulo; CT: tempo de coagulação; MA: amplitude máxima; MCF: firmeza máxima do coágulo.

TABELA 2 Etapa do modelo celular da coagulação e principais eventos em cada uma delas, variável analisada e sua denominação nas plataformas TEG e ROTEM, seus valores de referência e algumas das principais alterações identificadas por variações de cada uma das variáveis apresentadas

Fase	Variável	Definição	Denominação por TEG	Denominação por ROTEM	Referência	Anormalidades
Iniciação: envolve fator tecidual e os fatores VII, IX, X para transformar protrombina (fator II) em trombina (fator IIa).	Tempo de coagulação	Tempo do início da análise até amplitude de 2 mm	Tempo de reação (R)	Tempo de coagulação (CT)	EXTEM: 43-82 s INTEM: 100-208 s TEG: 4-8 minutos	Prolongado em deficiência de fatores de coagulação, uso de anticoagulantes, hipofibrinogenemia. Encurtado em hipercoagulação
Amplificação e Propagação: interação da trombina com fator VIII e fator de Von Willebrand, com participação de cálcio (fator IV), fator V, IX e X, formando o tampão de plaquetas e clivando fibrinogênio em fibrina.	Tempo de formação do coágulo	Tempo para a amplitude progredir de 2 para 20 mm	Tempo de formação do coágulo (K)	Tempo de formação do coágulo (CFT)	1-3 minutos	Prolongado em deficiência de fatores de coagulação, hipofibrinogenemia, trombocitopenia e disfunção plaquetária
	Ângulo	Ângulo da tangente da curva de progressão da amplitude de 2 até 20 mm	Ângulo alfa	Ângulo alfa	53-72°	Diminuído em deficiência de fatores de coagulação, hipofibrinogenemia, trombocitopenia e disfunção plaquetária
Propagação e estabilização: conclui-se a fase de propagação, formando-se um coágulo estável formado por plaquetas e fibrina. As proteínas C, S e antitrombina 3 atuam na estabilização do coágulo.	Força máxima de coágulo	Máxima amplitude medida	Amplitude máxima (MA)	Firmeza máxima do coágulo (MCF)	50-70 mm	Diminuído em hipofibrinogenemia, trombocitopenia e disfunção plaquetária
		Amplitude em determinado tempo após R/CT (ex.: 5 minutos)	A5	A5	35 mm	
Lise: o ativador de plasminogênio tecidual converte plasminogênio em plasmina, proteína que quebra a rede de fibrina, promovendo a lise do coágulo.	Lise	Porcentagem de queda da amplitude após um tempo definido da maior amplitude obtida	Lise em 30 minutos (LY30), porcentagem estimada de lise (EPL)	Índice de lise em 30 minutos (LI30), lise máxima (ML)	Em 30 min: 0-8% Máxima: < 15%	Alta em hiperfibrinólise

ROTEM: tromboelastometria rotacional; TEG: tromboelastografia.

Algumas situações patológicas são comumente enfrentadas no paciente com sangramento. Nesse cenário, os testes viscoelásticos apresentam alterações típicas em cada uma de suas etapas, que podem auxiliar no entendimento fisiopatológico do paciente e na escolha assertiva de condutas. A TEG, utilizando um único ensaio, apresenta alterações típicas (Figura 4). Com a ROTEM, as clássicas variações observadas na TEG se reproduzem, porém ensaios específicos podem ser feitos para entender de maneira mais precisa a alteração encontrada e sua correção (Figura 5).

Em cenários em que se observam os testes viscoelásticos normais e o paciente persiste com sangramento, é fundamental relembrar mais uma vez de garantir que o indivíduo possui pH, cálcio e temperatura dentro dos limites desejados, já que estes são os três pilares básicos para uma adequada coagulação. Mesmo na identificação de algum distúrbio específico, esses pilares devem ser ativamente investigados e corrigidos.

MONITORIZAÇÃO DA FUNÇÃO PLAQUETÁRIA

Os testes viscoelásticos conseguem apontar de maneira clara a contribuição das plaquetas para a hemostasia – ou a falta dessa contribuição. No entanto, com as curvas habituais de TEG ou ROTEM, é impossível saber se a falta de contribuição das plaquetas para a formação do coágulo se deve à plaquetopenia ou à disfunção plaquetária, mas pode-se lançar mão de ensaios específicos para avaliação plaquetária, como ARATEM, ADPTEM e TRAPTEM. A resposta das plaquetas a ácido acetilsalicílico e inibidores $P2Y_{12}$ pode ser acessada por meio de testes POC específicos, que podem ser úteis em pacientes submetidos a implante de *stents* ou em coronariopatas submetidos a cirurgias cardíacas.

SITUAÇÕES ESPECIAIS

Alguns cenários clínicos se associam de maneira mais frequente ou mais intensa a sangramentos importantes e possuem peculiaridades relevantes que devem ser compreendidas. Frente a sangramento cirúrgico relevante, recomenda-se o uso de algoritmos baseados em testes viscoelásticos. A seguir, serão apresentados algoritmos para situações de cirurgia cardiovascular (Figura 6), trauma (Figura 7), hemorragia obstétrica (Figura 8) e transplante hepático (Figura 9). Os fluxogramas propostos têm sugestões de terapias e doses de administração de hemocomponentes ou fatores liofilizados. As doses para reposição de fibrinogênio com base na amplitude do FIBTEM 5 ou 10 minutos após o CT estão apontadas na Tabela 3.

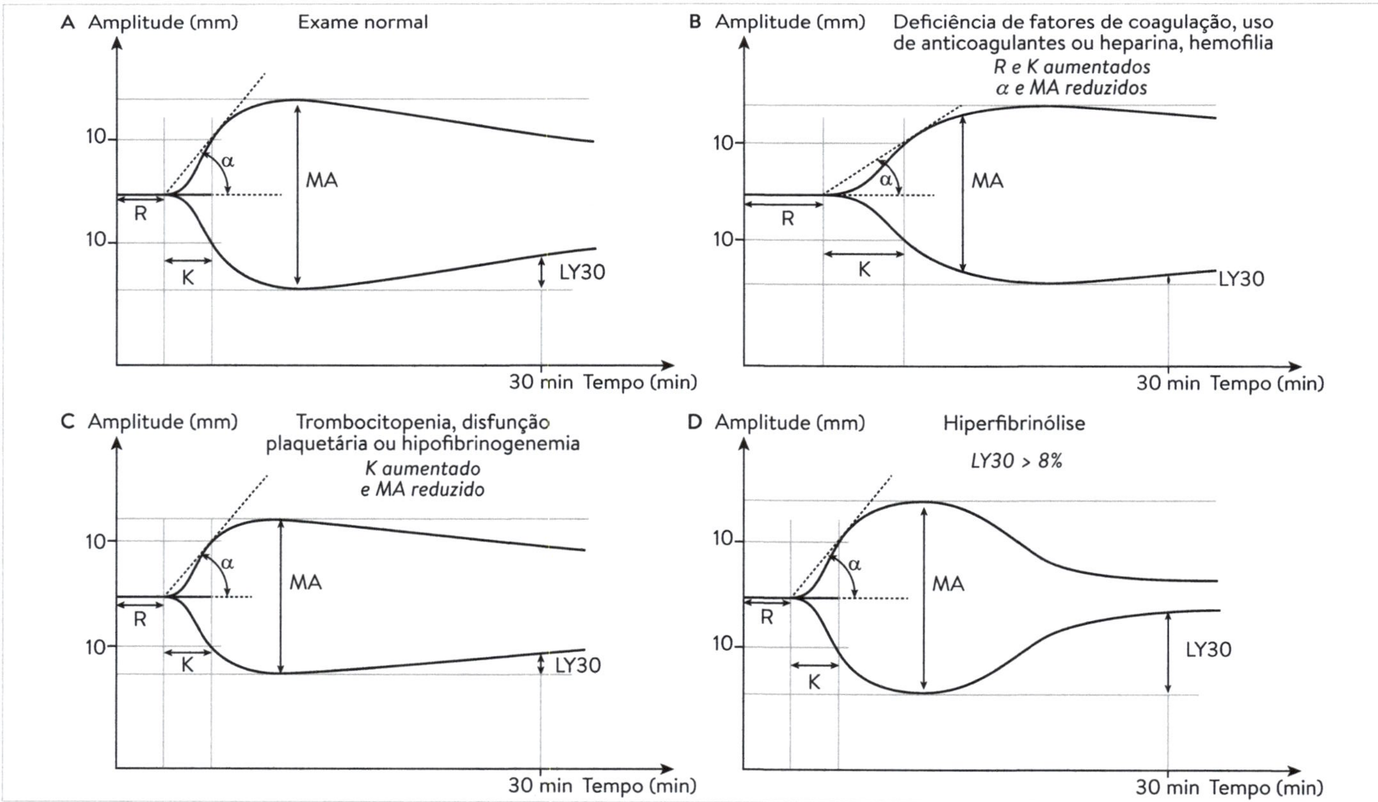

FIGURA 4 A: Ilustração de exame normal à tromboelastografia (TEG). B: Prolongamento dos tempos R e K, com redução do ângulo alfa. A redução da amplitude máxima (MA) pode ser mínima ou ausente. Esse cenário sugere deficiência de fatores de coagulação, hemofilia, uso de heparina ou de outros anticoagulantes. C: Aumento discreto de K e mais acentuada redução de MA aparecem em quadro de trombocitopenia, disfunção plaquetária ou hipofibrinogenemia. D. Percebe-se uma formação de coágulo normal, porém a amplitude diminui rapidamente após MA (que pode estar normal), evidenciando fibrinólise muito aumentada. (*continua*)

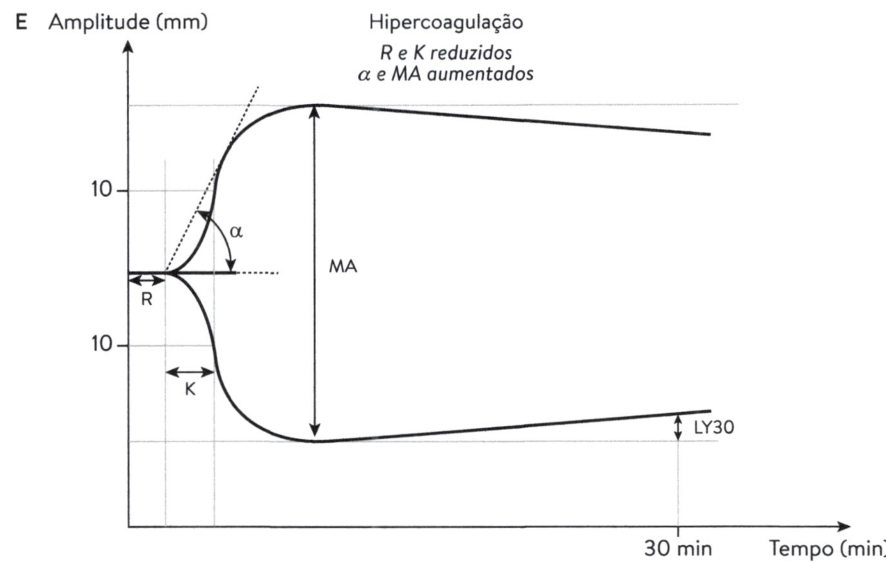

FIGURA 4 (***continuação***) E: Em cenário de hipercoagulabilidade, observam-se os tempos R e K diminuídos, com ângulo alfa e MA aumentados.

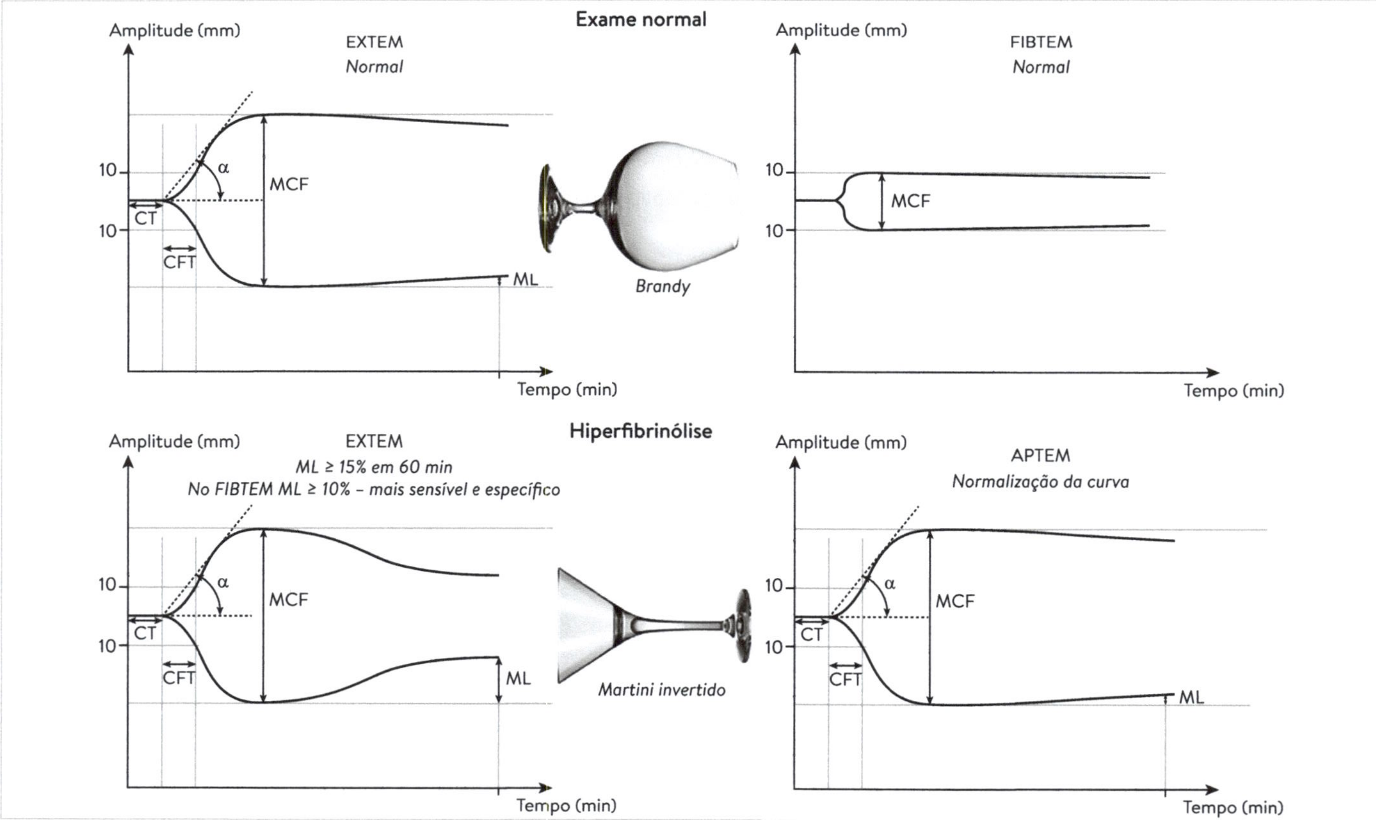

FIGURA 5 Curvas de dois ensaios da ROTEM para cada uma das situações clínicas: exame normal, hiperfibrinólise, plaquetopenia ou disfunção plaquetária, hipofibrinogenemia, deficiência de fatores de coagulação e com o paciente sob efeito de heparina. De maneira estritamente didática, para algumas das patologias é mostrado um tipo de taça, cujo formato se assemelha ao traçado da ROTEM, a saber: EXTEM normal – taça de *brandy*; EXTEM na hiperfibrinólise – taça invertida de Martini; (*continua*)

CFT: tempo de formação do coágulo; CT: tempo de coagulação; MA: amplitude máxima; MCF: firmeza máxima do coágulo; ML: lise máxima.

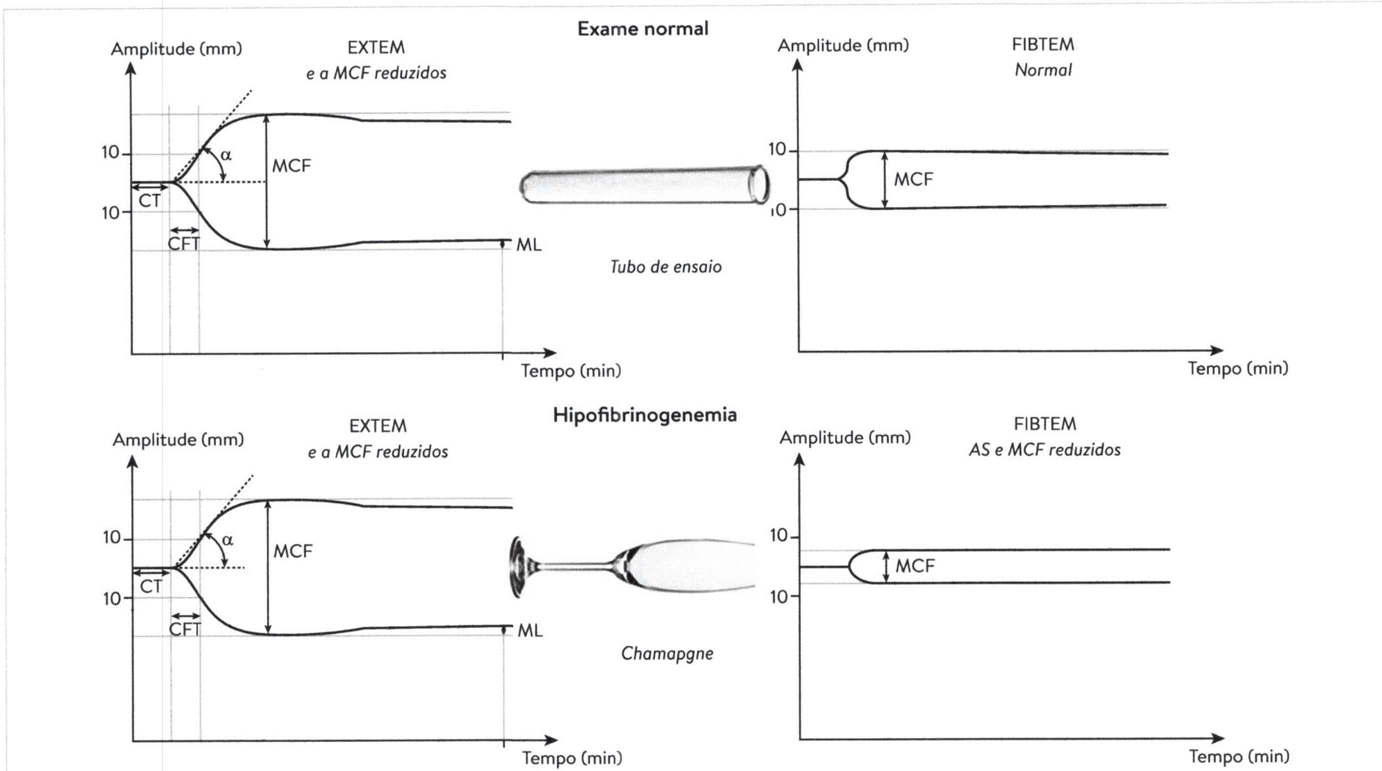

FIGURA 5 (*continuação*) Curvas de dois ensaios da ROTEM para cada uma das situações clínicas: exame normal, hiperfibrinólise, plaquetopenia ou disfunção plaquetária, hipofibrinogenemia, deficiência de fatores de coagulação e com o paciente sob efeito de heparina. De maneira estritamente didática, para algumas das patologias é mostrado um tipo de taça, cujo formato se assemelha ao traçado da ROTEM, a saber: EXTEM na plaquetopenia ou disfunção plaquetária – tubo de ensaio; EXTEM na hipofibrinogenemia – taça de Champagne; (*continua*)

CFT: tempo de formação do coágulo; CT: tempo de coagulação; MA: amplitude máxima; MCF: firmeza máxima do coágulo; ML: lise máxima.

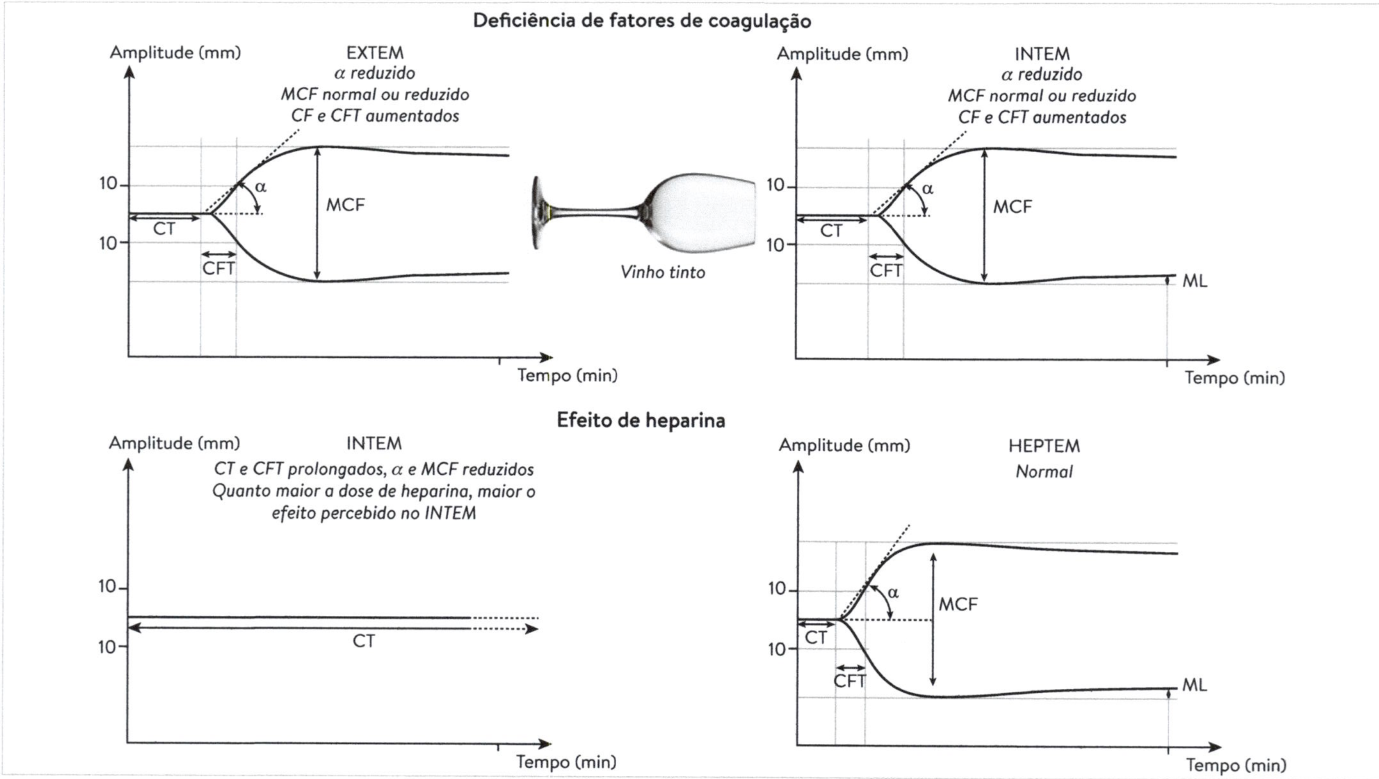

FIGURA 5 (*continuação*) Curvas de dois ensaios da ROTEM para cada uma das situações clínicas: exame normal, hiperfibrinólise, plaquetopenia ou disfunção plaquetária, hipofibrinogenemia, deficiência de fatores de coagulação e com o paciente sob efeito de heparina. De maneira estritamente didática, para algumas das patologias é mostrado um tipo de taça, cujo formato se assemelha ao traçado da ROTEM, a saber: EXTEM na deficiência de fatores de coagulação – taça de vinho tinto.

CFT: tempo de formação do coágulo; CT: tempo de coagulação; MA: amplitude máxima; MCF: firmeza máxima do coágulo; ML: lise máxima.

TABELA 3 Doses para reposição de fibrinogênio com base na amplitude do FIBTEM 5 ou 10 minutos após o tempo de coagulação

Aumento planejado no FIBTEM (A5 ou A10), em mm	Dose de fibrinogênio (mg/kg)	Concentrado de fibrinogênio (mL/kg)	Crioprecipitado (mL/kg)
2	12,5	0,6	1
4	25	1,2	2
6	37,5	1,9	3
8	50	2,5	4
10	62,5	3,1	5
12	75	3,8	6

Em casos de sangramento importante, volume plasmático aumentado ou deficiência de fator XIII, o aumento achado no FIBTEM pode ser menor que o esperado com as doses apontadas. Fonte: adaptada de Görlinger et al., 2019.10

Cirurgia cardiovascular

Em cirurgia cardiovascular, os testes viscoelásticos possuem resultados semelhantes antes e depois da reversão da heparina, quando utilizados ensaios com heparinase. Dessa maneira, o teste pode ser feito ainda antes da reversão de heparina para buscar outras causas potenciais de sangramento difuso após a saída de CEC.

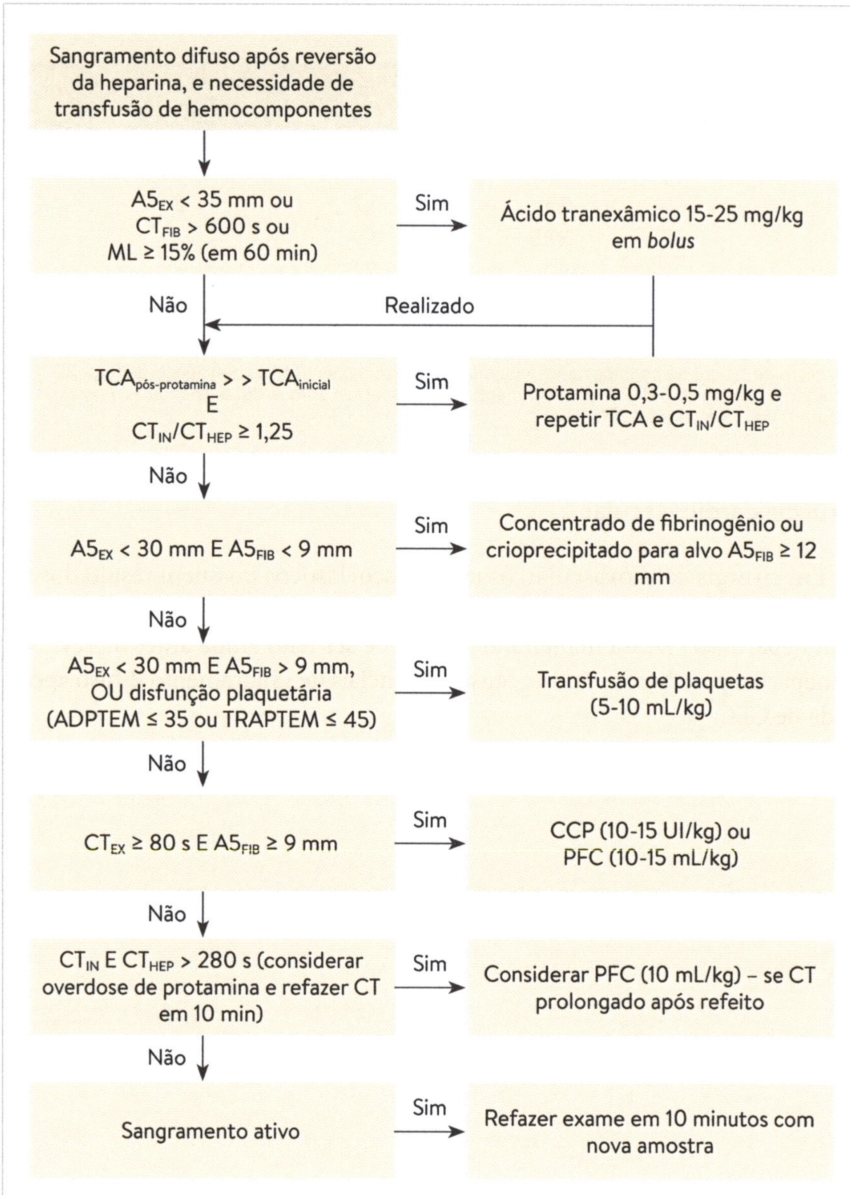

FIGURA 6 Fluxograma proposto para manejo do sangramento em cirurgia cardiovascular.

CCP: concentrado de complexo protrombínico; CT: tempo de coagulacão; ML: lise máxima; PFC: plasma fresco congelado; TCA: tempo de coagulação ativado.

Fonte: adaptada de Görlinger et al., 2019.

Trauma

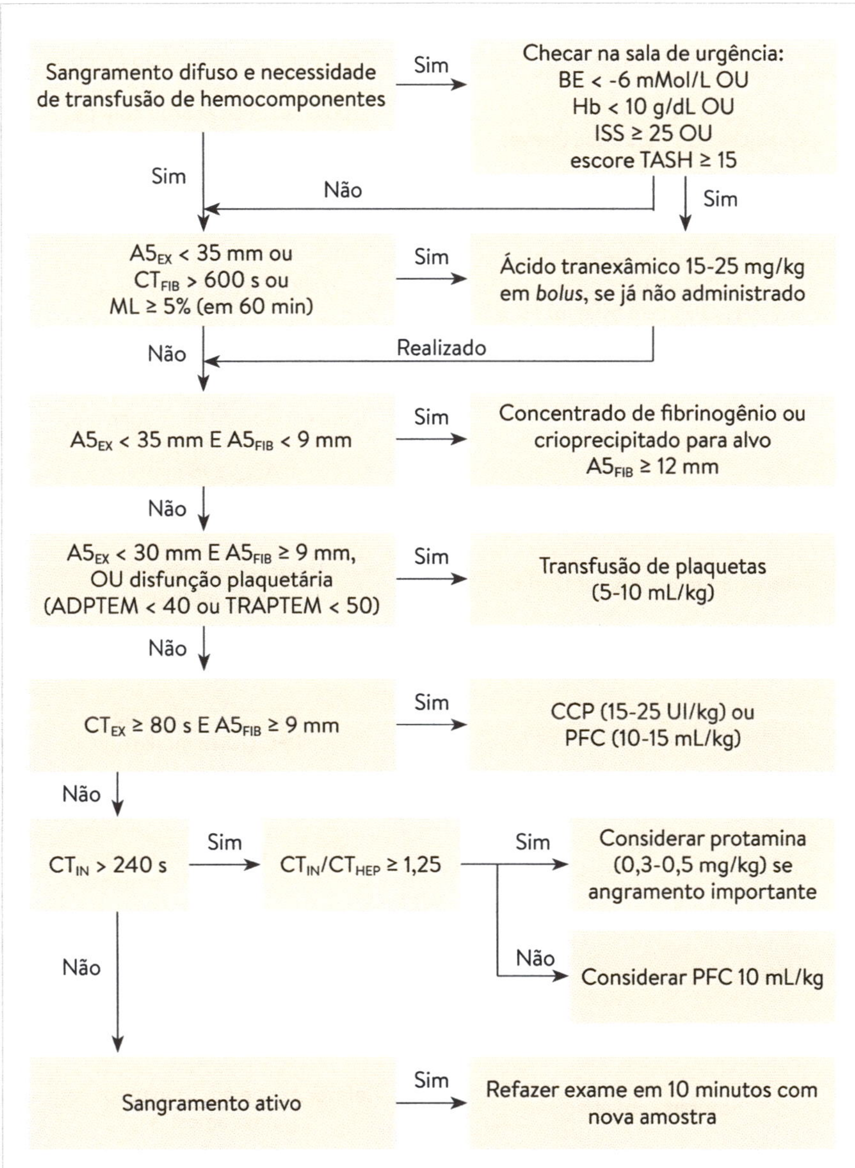

FIGURA 7 Fluxograma proposto para manejo do sangramento no trauma.

CCP: concentrado de complexo protrombínico; CT: tempo de coagulação; ISS: *injury severity score*; ML: lise máxima; PFC: plasma fresco congelado; TASH: *trauma associated severe hemorrhage*.

Fonte: adaptada de Görlinger et al., 2019.

Obstetrícia

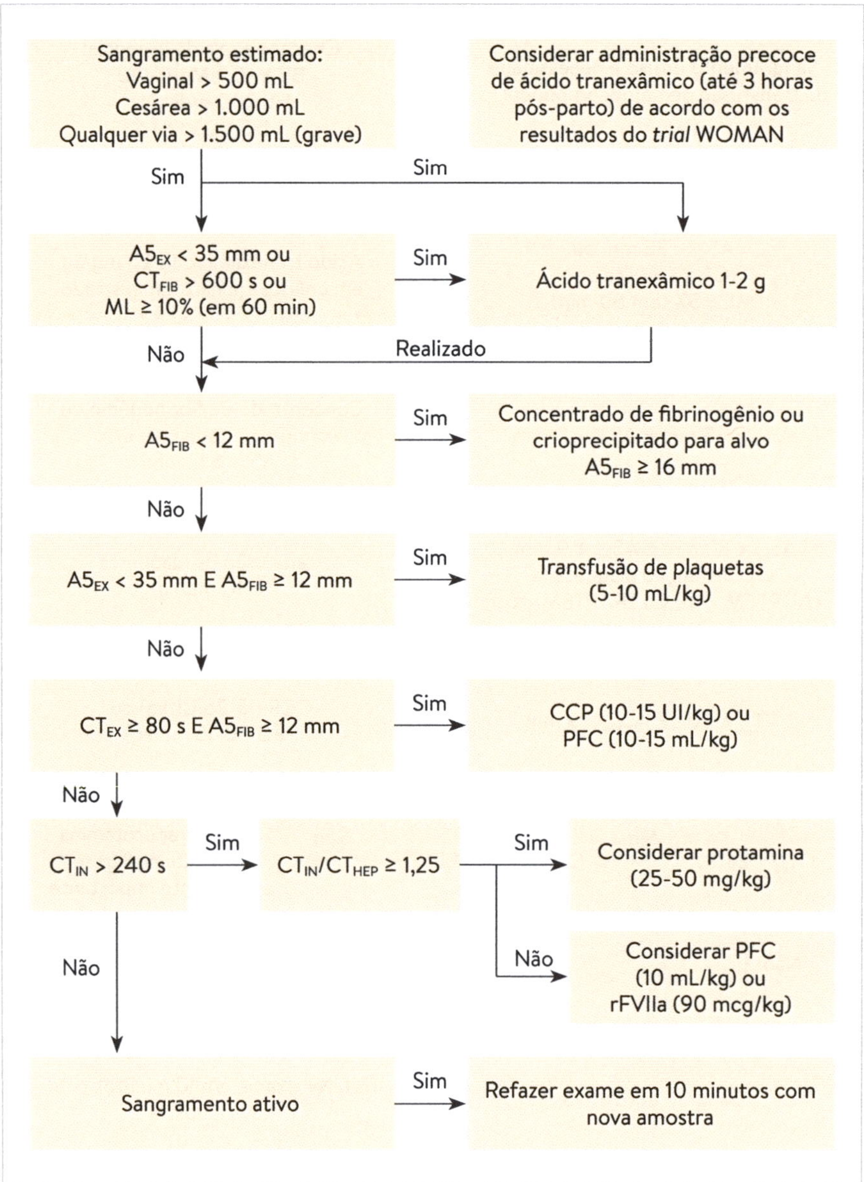

FIGURA 8 Fluxograma proposto para manejo do sangramento em hemorragia obstétrica.

CCP: concentrado de complexo protrombínico; CT: tempo de coagulação ; ML: lise máxima; PFC: plasma fresco congelado; rFVIIa: fator VIIa recombinante.

Fonte: adaptada de Görlinger et al., 2019.

Transplante hepático

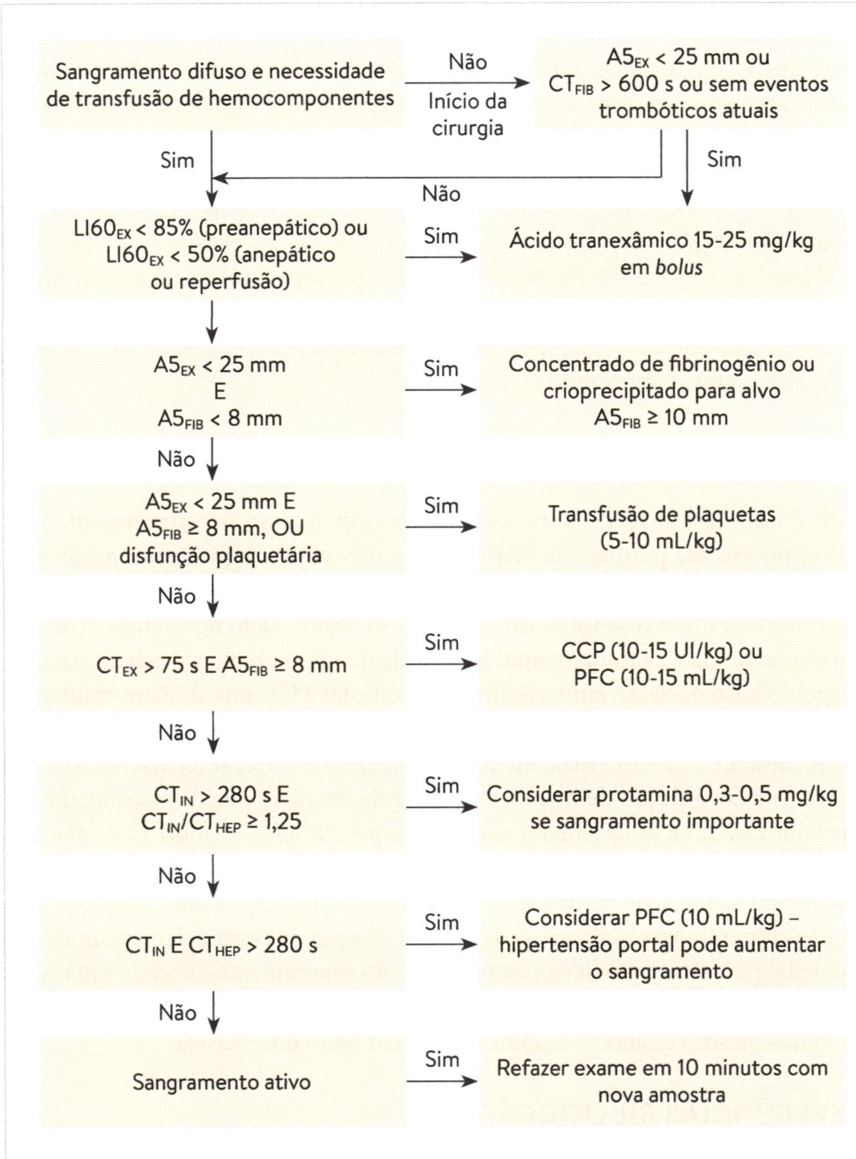

FIGURA 9 Fluxograma proposto para manejo do sangramento em transplante hepático.

CCP: concentrado de complexo protrombínico; CT: tempo de coagulação; PFC: plasma fresco congelado.

Fonte: adaptada de Görlinger et al., 2019.

DIRETRIZ EM DESTAQUE

Algumas diretrizes reforçam a utilização de testes POC no paciente com sangramento importante, sobretudo nos submetidos a cirurgia cardiovascular e transplante hepático, bem como nos cenários de trauma e hemorragia obstétrica. Apontamos aqui três referências utilizadas neste capítulo:

- Diretriz da Sociedade Britânica sobre o uso de exames viscoelásticos no manejo de sangramento grave.
- Atualização de 2015 da diretriz prática perioperatória de *patient blood management*.
- Diretriz da Sociedade Europeia de Anestesiologia para manejo de sangramento perioperatório importante.

CONCLUSÃO

Profissionais envolvidos no cuidado perioperatório invariavelmente irão encontrar em sua prática o manejo de pacientes com sangramento importante e que representa ameaça à vida. Nessas situações desafiadoras, em que muitas vezes o sangramento se torna difuso e não só relacionado ao trauma primário (cirúrgico ou não), é fundamental acessar de maneira objetiva o estado atual da coagulação do paciente em atendimento. Os testes POC possibilitam resultados confiáveis e rápidos, capazes de guiar condutas e mudar desfechos nesse cenário. Especialmente os testes viscoelásticos são capazes de trazer informações valiosas ao tratar a coagulação de maneira global e devem ser considerados quando o paciente apresenta sangramento relevante, especialmente quando há suspeita de coagulopatia. Sabemos que o uso de algoritmos baseados nos resultados de testes viscoelásticos tem sido recomendado por instituições respeitadas. Mais que isso, o entendimento desses algoritmos e da priorização que eles determinam é fundamental para compreender a fisiopatologia do sangramento em cada situação, e esse conhecimento deve ser empregado para guiar o raciocínio clínico e organizar condutas mesmo quando os exames POC não estão disponíveis.

REFERÊNCIAS BIBLIOGRÁFICAS

1. Hartert H. Blood clotting studies with thrombus stressography; a new Investigation procedure. Klin Wochenschr. 1948;26(37-38):577-83.
2. Kang YG, Martin DJ, Marquez J, Lewis JH, Bontempo FA, Shaw BW Jr, et al. Intraoperative changes in blood coagulation and thrombelastographic monitoring in liver transplantation. Anesth Analg. 1985;64(9):888-96.

3. Shen L, Tabaie S, Ivascu N. Viscoelastic testing inside and beyond the operating room. J Thorac Dis. 2017;9(Suppl 4):S299-S308.
4. Haas T, Spielmann N, Mauch J, Madjdpour C, Speer O, Schmugge M, et al. Comparison of thromboelastometry (ROTEM®) with standard plasmatic coagulation testing in paediatric surgery. Br J Anaesth. 2012;108(1):36-41.
5. Erdoes G, Koster A, Levy JH. Viscoelastic coagulation testing: use and current limitations in perioperative decision-making. Anesthesiology. 2021;135:342-9.
6. Ii RLA, Applegate PM, Cannesson M, Peiris P, Ladlie BL, Torp K. Multicenter comparison of three intraoperative hemoglobin trend monitoring methods. J Clin Monit Comput. 2020;34(5):883-92. Erratum in: J Clin Monit Comput. 2020.
7. Hirsh J, Warkentin TE, Raschke R, Granger C, Ohman EM, Dalen JE. Heparin and low--molecular-weight heparin: mechanisms of action, pharmacokinetics, dosing considerations, monitoring, efficacy, and safety. Chest. 1998;114(5 Suppl):489S-510S. Erratum in: Chest. 1999;115(6):1760.
8. Barcellona D, Fenu L, Marongiu F. Point-of-care testing INR: an overview. Clin Chem Lab Med. 2017;55(6):800-5.
9. Raimann FJ, Lindner ML, Martin C, Jennewein L, Lustenberger T, Piekarski F, et al. Role of POC INR in the early stage of diagnosis of coagulopathy. Pract Lab Med. 2021;26:e00238.
10. Görlinger K, Pérez-Ferrer A, Dirkmann D, Saner F, Maegele M, Calatayud AAP, et al. The role of evidence-based algorithms for rotational thromboelastometry-guided bleeding management. Korean J Anesthesiol. 2019;72(4):297-322.
11. Kozek-Langenecker SA, Ahmed AB, Afshari A, Albaladejo P, Aldecoa C, Barauskas G, et al. Management of severe perioperative bleeding: guidelines from the European Society of Anaesthesiology: First update 2016. Eur J Anaesthesiol. 2017;34(6):332-95.
12. Curry NS, Davenport R, Pavord S, Mallett SV, Kitchen D, Klein AA, et al. The use of viscoelastic haemostatic assays in the management of major bleeding: A British Society for Haematology Guideline. Br J Haematol. 2018;182(6):789-806.
13. Price MJ. Bedside evaluation of thienopyridine antiplatelet therapy. Circulation. 2009;119(19):2625-32.
14. American Society of Anesthesiologists Task Force on Perioperative Blood Management. Practice guidelines for perioperative blood management: an updated report by the American Society of Anesthesiologists Task Force on Perioperative Blood Management. Anesthesiology. 2015;122(2):241-75.
15. Shore-Lesserson L, Manspeizer HE, DePerio M, Francis S, Vela-Cantos F, Ergin MA. Thromboelastography-guided transfusion algorithm reduces transfusions in complex cardiac surgery. Anesth Analg. 1999;88(2):312-9.
16. Ortmann E, Rubino A, Altemimi B, Collier T, Besser MW, Klein AA. Validation of viscoelastic coagulation tests during cardiopulmonary bypass. J Thromb Haemost. 2015;13(7):1207-16.

5

Fibrinólise e antifibrinolíticos

Luciane Giroto Micheletti
Roseny dos Reis Rodrigues

DESTAQUE DO TEMA

1. Os fármacos antifibrinolíticos mais usados atualmente na prática clínica são o ácido tranexâmico, o ácido épsilon-aminocaproico e a aprotinina.
2. Os antifibrinolíticos reduzem o sangramento perioperatório e a transfusão alogênica.
3. O sangramento perioperatório é inerente a qualquer cirurgia e sua consequência vai além do risco transfusional, pois em determinadas cirurgias é fundamental o sangramento totalmente controlado, a fim de garantir o bom resultado operatório.

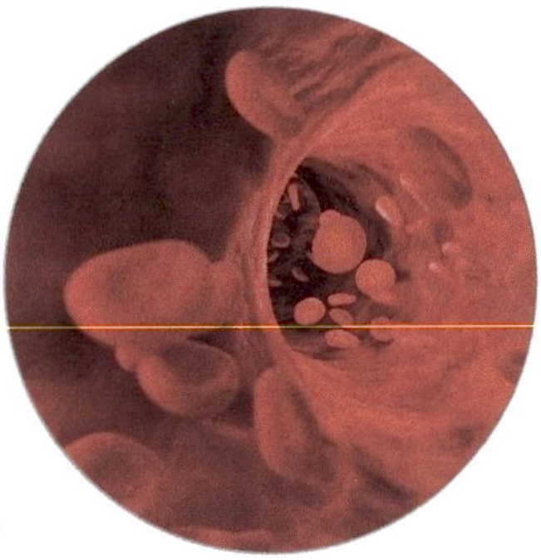

INTRODUÇÃO

A injúria tecidual de quaisquer etiologias (cirúrgica, traumática, infecciosa, química ou térmica) desencadeia a iniciação e propagação do processo de hemostasia fisiológica; a hemostasia é um processo bioquímico e celular, descrito didaticamente pelo modelo celular da coagulação (*vide* capítulo sobre fisiologia da coagulação). Ela compreende desde as hemostasias primária e secundária que visam ao estancamento do sangramento até a recanalização do sistema vascular que inclui o fenômeno da fibrinólise. A fibrinólise tem como função final manter e restaurar o fluxo sanguíneo tecidual.

A eficiência da fibrinólise é influenciada pela estrutura do coágulo, geração de trombina, reatividade das células associadas ao trombo, plaquetas e ambiente bioquímico em geral. Em resumo, o sistema fibrinolítico é multifacetado e extremamente relevante, tanto no sangramento traumático ou perioperatório, quanto nas doenças trombóticas, doenças hepáticas, coagulação intravascular disseminada (CIVD), distúrbio hemorrágicos, doenças inflamatórias e doenças raras.

CONCEITO

O sistema fibrinolítico é caracterizado pela fase cujo conjunto de reações ocorrem no sangue, após a estabilização do coágulo.

Após a vasoconstrição dos vasos sanguíneos lesados (hemostasia primária) e a formação do coágulo (hemostasia secundária), o excesso deste último é lisado pela ação da plasmina (enzima proteolítica que degrada o coágulo), e o sangue volta a fluir dentro do vaso sanguíneo. Em condições normais, esse equilíbrio entre atividades pró-coagulantes e anticoagulantes acontecem simultaneamente, mantendo a hemostasia fisiológica.

A plasmina, proteína que lisa a rede de fibrina, é gerada a partir do plasminogênio que está na sua forma inativa. Na superfície do coágulo de fibrina ou nas superfícies celulares, o plasminogênio se converte em plasmina por meio do ativador do plasminogênio tecidual (tPA: *tissue plasminogen activator*) ou pela uroquinase (uPA: *uroquinase-type plasminogen activator*). O plasminogênio convertido na protease plasmina gera fibrinólise e quebra da fibrina. A proteólise da fibrina dá origem a produtos de degradação da fibrina (PDF).

Vale a pena lembrar que, enquanto o tPA é sintetizado e liberado por células endoteliais, o uPA é produzido por monócitos, macrófagos e epitélio urinário. Em condições fisiológicas, eles estão inibidos, e, por conta disso, o plasminogênio não é convertido em plasmina durante todo o tempo. Quando há inibição dos seus inibidores por conta de estímulos específicos como a subida de fibrina, aí sim ocorre a ativação do plasminogênio e sua posterior conversão em plasmina.

Os PDF começam a se formar quando o plasminogênio é ativado, e a plasmina começa a degradar o trombo. Múltiplos PDF, incluindo fibrinopeptídeo B e outros monômeros e dímeros de degradação da fibrina, são clivados pela plasmina no local do fragmento D-dímero, os quais refletem o grau de "atividade trombótica" e atividade de plasmina (Figura 1). Esses marcadores também estão correlacionados com doença inflamatória sistêmica.

O sistema fibrinolítico está inibido por duas moléculas. Uma é o inibidor do ativador do plasminogênio do tipo-1 (PAI-1), que bloqueia tPA e uPA; a outra é

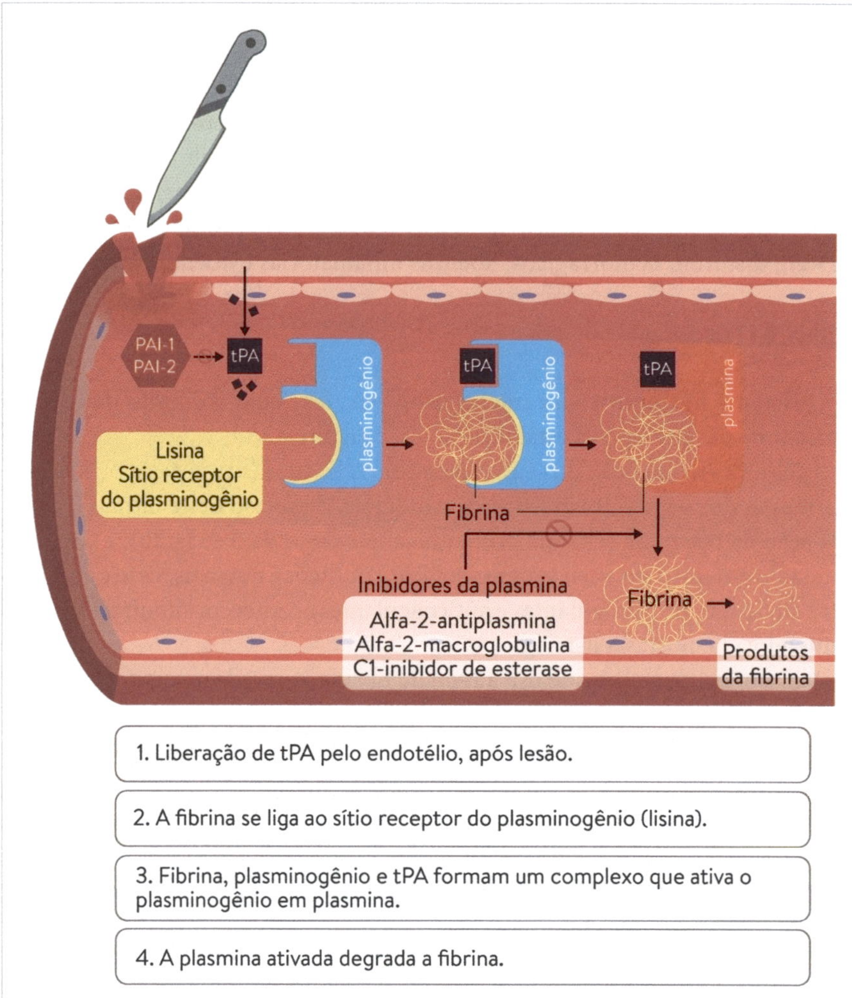

FIGURA 1 Mecanismo do sistema fibrinolítico.

Fonte: Mannucci, 1998; Chapin e Hajjar, 2015; Lin et al., 2020.

a alfa-2-antiplasmina, inibidora da plasmina. A alfa-2-antiplasmina circulante, chamada de livre, tem pouca ação sobre a plasmina ligada à rede de fibrina, assim a fibrinólise ocorre, apesar dos níveis plasmáticos fisiológicos desse inibidor.

Diante desse entendimento, fica compreensível, agora, a ação dos antifibrinolíticos. Tanto o ácido tranexâmico (ATX) quanto o ácido épsilon-aminocaproico (EACA) são análogos da lisina (sítio de ligação do plasminogênio e seus ativadores). Quando esses fármacos são utilizados, eles bloqueiam competitivamente esse sítio de ligação, impedindo a formação do complexo entre plasminogênio, tPA e fibrina (Figura 2). Desse modo, não há formação de plasmina e posterior quebra da fibrina; isso mantém a formação do coágulo estável, com redução da perda sanguínea.

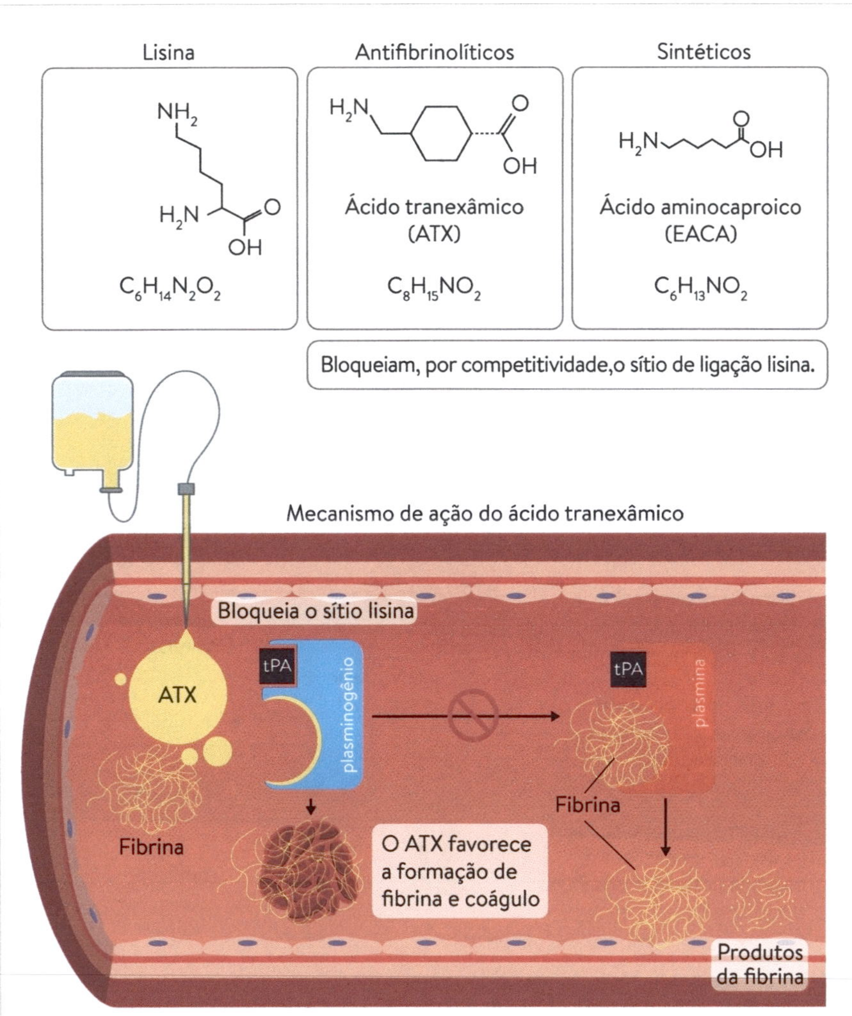

FIGURA 2 Estrutura e mecanismo de ação dos antifibrinolíticos.

Fonte: *Food and Drug Administration*, 2019.

Antifibrinolíticos

Os fármacos antifibrinolíticos mais usados atualmente na prática clínica são o ATX, o EACA e a aprotinina, esta última pouco empregada atualmente, devido aos graves efeitos colaterais descritos.

MANEJO PRÁTICO

É bem descrito na literatura médica que os antifibrinolíticos reduzem o sangramento perioperatório e a transfusão alogênica. Vasta literatura demonstra segurança no seu uso, porém, ainda assim, persistem dúvidas quanto às doses ideais nas diversas especialidades, regimes de infusão e questionamentos com relação a complicações tromboembólicas, efeitos sistêmicos e desencadeamento de convulsões (Figura 3).

Como há um vasto número de *trials*, metanálises e estudos sobre o assunto, veremos a seguir as principais posologias e indicações baseadas nas últimas evidências mais relevantes (Tabela 1).

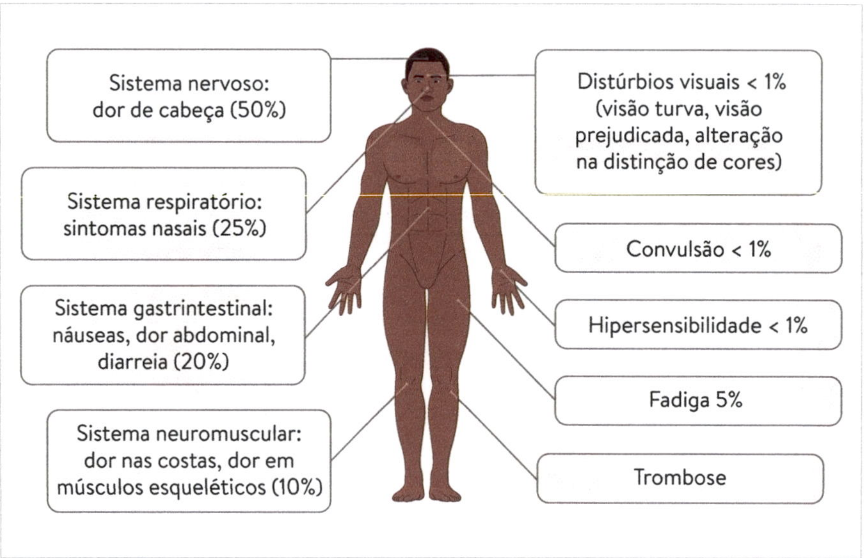

FIGURA 3 Efeitos sistêmicos do ácido tranexâmico.

Fonte: Muse et al., 2011.

TABELA 1 Regime de doses do ácido tranexâmico usados no período perioperatório

Contexto	Regime de dosagem típico de TXA[a]	Notas
Cirurgia cardíaca em adultos	Dose de ataque de 10-30 mg/kg de N; em seguida, infusão de 2-16 mg/kg/h: +1-2 mg/kg para bomba primária	Concentrações plasmáticas alvo 20-100 μg/mL (dependendo do grau desejado de inibição da fibrinólise)[b]
Obstetrícia	1 g, IV, durante 10 minutos, pode repetir 1 g, IV, se o sangramento persistir após 30 minutos	Recomendado administrar nas primeiras 3 horas após o nascimento
Trauma agudo	1 g, IV, em 10 minutos, depois 1 g em infusão em 4-8 horas	Recomendado administrar no primeiro momento da lesão (de preferência na primeira hora)
Cirurgia ortopédica	10-20 mg/kg N em doses únicas ou fracionadas (ou 1-3 g em dose tópica)	Concentração plasmática alvo ≥ 10 μg/mL
Neurocirurgia	Dose de ataque IV de 10 mg/kg; então infusão de 0,5-2 mg/kg/h	
Cirurgia pediátrica	Dose de ataque IV de 10-30 mg/kg; então infusão de 5-10 mg/kg/h	Dose de ataque máxima 2 g, concentrações plasmáticas alvo entre 20 e 70 μg/mL[b]
Cirurgia pediátrica cardíaca	Dose de ataque IV de 30 mg/kg (idade < 12 meses) ou 10 mg/kg (idade ≥ 12 meses); depois infusão de 10 mg/kg/h; além de bombear prime para concentração de 60 μg/mL	Dose de carga máxima 2 g e concentração plasmática alvo intermediária 60 μg/mL (concentração alvo mais baixa de 20 μg/mL ou concentração alvo mais alta de 150 μg/mL requer ajuste do esquema de dosagem)[b]

IV: intravenoso; TXA: ácido tranexâmico. a: Embora estes valores representem regimes habitualmente utilizados, existe uma variabilidade significativa nas estratégias de dosagem de TXA. Além disso, são necessários mais ensaios clínicos randomizados (RCT) para confirmar a segurança e eficácia das doses recomendadas em diversas situações clínicas e em populações de alto risco. b: Regimes de dosagem extrapolados de TXA em estudos farmacocinéticos. Fonte: Patel et al., 2022.

EVIDÊNCIAS LITERÁRIAS

Trauma

Hemorragia é a principal causa evitável de mortalidade associada ao trauma. Dessa forma, intervenções que melhorem o prognóstico desse desfecho são necessárias. Nessa população, encontramos fortes evidências de benefícios de seu uso. Em 2010, foi publicado um estudo randomizado e controlado, que demonstrou que a administração de ATX na dose de 1 g endovenoso (EV) até 3 horas do trauma, seguido por infusão de 1 g em até 8 horas, reduziu a mortalidade relacionada a sangramento. Esse estudo serviu de modelo para tantos outros além da população do trauma. Em 2011, foi publicado o MATTERS *trial*; nesse estudo retrospectivo e observacional, os autores compararam a administração de ATX em pacientes vítimas de traumas militares e ISS (*injury severity score*) elevado, recebendo pelo menos 1 unidade de concentrado de hemácias com os que não receberam ATX. Os autores concluíram que o tratamento com ATX deve ser implementado na prática clínica como parte de uma estratégia de ressuscitação após lesões graves de guerra e hemorragia. Em 2019, foi publicado o CRASH-3, cujo desenho de estudo foi muito semelhante ao do CRASH-2. Nesse estudo clínico controlado randomizado (RCT – *randomized controlled trial*), os autores testaram a mesma posologia do ATX em pacientes vítimas de trauma cranioencefálico (TCE) exclusivo, admitidos com escala de coma de Glasgow (ECG) < 12. Foram excluídos pacientes com uma pontuação de ECG de 3 e aqueles com pupilas mediofixas. Os resultados mostraram que o ATX é seguro em pacientes com TCE exclusivo e que o tratamento dentro de 3 horas após a lesão reduziu a mortalidade. No entanto, em 2020, Susan et al. encontraram resultados diferentes nessa população de TCE. Nesse RCT, o objetivo era determinar se o tratamento com ATX iniciado fora do hospital dentro de 2 horas após a lesão melhoria os desfechos neurológicos em pacientes com TCE moderado ou grave. Eles concluíram que, no ambiente pré-hospitalar, a administração de ATX dentro de 2 horas após a lesão em comparação com placebo não demonstrou melhorar significativamente o desfecho neurológico em 6 meses.

Obstetrícia

A gestação, bem como o momento do parto, é acompanhada por alterações fisiológicas da coagulação e hiperfibrinólise. Entre as causas de hemorragia pós-parto, a atonia uterina é a mais prevalente; porém, alterações patológicas relacionadas à geração da trombina que culminam com o sangramento, hipoperfusão e hiperfibrinólise podem ocorrer concomitante em algumas situações. Há um interesse crescente mundialmente em reconhecer e tratar a hemorragia pós-parto precocemente, pelas complicações relacionadas e inerentes a essa população. Nesse contexto, o uso de ATX tem sido apontado como adjuvante nessa situação clínica para reduzir o sangramento e a mortalidade relacionada ao sangramento. Em 2017, foi publicado um estudo que recrutou mulheres com idade igual ou superior a 16 anos com diagnóstico clínico de hemorragia pós-parto após parto vaginal ou cesariana em 193 hospitais em 21 países. De modo aleatório, as mulheres receberam 1 g de ATX intravenoso ou placebo correspondente, além dos cuidados habituais. Se houvesse manutenção do sangramento após 30 minutos, ou se ele reiniciasse dentro de 24 horas após a primeira dose, administrava-se uma segunda dose de 1 g de ATX ou placebo. Os autores concluíram que o ATX reduziu a morte por sangramento em mulheres com hemorragia pós-parto sem efeitos adversos e recomendaram o fármaco como tratamento para hemorragia pós-parto, logo que possível após o início do sangramento.

Cirurgia cardíaca

A cirurgia cardíaca sabidamente ativa o sistema fibrinolítico por conta do contato do sangue com a superfície não endotelial do circuito da circulação extracorpórea. Essa ativação, quando exacerbada, pode gerar sangramento perioperatório. Por essa razão, o uso de ATX e EACA é validado pela literatura e por estudos que mostram sua eficácia e segurança. Myles et al. publicaram um estudo em que foram recrutados 4.631 pacientes de modo aleatório, que estavam eletivamente agendados para se submeter a cirurgia da artéria coronária. Eles tinham risco perioperatório de complicações e foram selecionados para receber aspirina ou placebo e ATX ou placebo. O desfecho primário foi um desfecho composto: morte e complicações trombóticas (infarto do miocárdio não fatal, acidente vascular cerebral, embolia pulmonar, insuficiência renal ou infarto intestinal) dentro de 30 dias após a cirurgia. Os resultados desse estudo evidenciaram que, entre os pacientes submetidos à cirurgia da artéria coronária, o ATX foi associado a menor risco de sangramento do que o placebo, sem aumento do risco de morte ou complicações trombóticas dentro de 30 dias após a cirurgia. O ATX foi, no entanto, associado a um maior risco de convulsões pós-operatórias.

The OPTIMAL *Study*, RCT publicado no JAMA 2022, comparou a eficácia e os eventos adversos de altas doses *versus* baixas doses de ATX administrados em pacientes submetidos à cirurgia cardíaca com circulação extracorpórea. Ele concluiu que, em pacientes submetidos à cirurgia cardíaca com circulação extracorpórea, a infusão de altas doses, comparada com baixas doses de ATX, resultou em redução modesta e estatisticamente significativa na proporção de pacientes que receberam transfusão alogênica de hemácias e preencheram os critérios de não inferioridade em relação a um desfecho primário de segurança que consiste em mortalidade em 30 dias, convulsão, disfunção e eventos trombóticos.

Ortopedia

Cirurgia de coluna e grandes articulações, como artroplastia de quadril e joelho, ou as reoperações, já têm evidências literárias para o uso do ATX em pacientes com ou sem comorbidades. Tais evidências foram publicadas em estudo de Poeran et al., no qual foram recrutados 765.011 pacientes submetidos a artroplastia do quadril/joelho de 2013 a 2016 e cerca de 404.974 (52,9%) receberam ATX. Eles foram divididos em três grupos de alto risco, conforme a presença das comorbidades: grupo I, pacientes com história prévia de tromboembolismo venoso, infarto do miocárdio, convulsões, acidente vascular cerebral isquêmico ou isquêmico transitório; grupo II, portadores de doença renal; grupo III, pacientes portadores de fibrilação atrial. Na conclusão desse estudo, ficou demonstrado que o uso do ATX não está associado a aumento das complicações, independente do risco inerente existente em cada grupo. Demonstrou-se também que o ATX durante a artroplastia do quadril/joelho mostrou diminuição de sangramento, reduzindo transfusão sanguínea.

Outras cirurgias não cardíacas

O sangramento perioperatório é inerente a toda e qualquer cirurgia, e sua consequência vai além do risco transfusional, pois em determinadas cirurgias é fundamental o sangramento totalmente controlado, a fim de garantir o bom resultado operatório. Um recente estudo multicêntrico, randomizado e controlado, POISE 3 Clinical Trial, publicado em abril de 2022 no NEJM.org, randomizou um total de 9.535 pacientes; destes, 4.475 foram aleatoriamente designados a receber ATX, 1 g em *bolus* intravenoso no início e no final da cirurgia, e os outros 4.778 receberam placebo no início e no final da cirurgia. Os resultados do estudo mostraram que o sangramento foi significativamente menor no grupo que recebeu ATX. Doses de ATX de 2 g ou menos por dia, em comparação com o controle, não foram associadas a risco aumento de convulsão, enquanto doses do ATX superiores a 2 g/dia foram associadas a risco aumentado de convulsão. Há uma escassez global anual de 30 milhões de unidades de hemoderivados, e o sangramento cirúrgico é responsável por até 40% de todas as transfusões. Dado que 300 milhões de cirurgias ocorrem todos os anos no mundo, o sangramento cirúrgico é responsável por 40% de todas as transfusões. Os resultados do POISE 3 indicam o potencial para grandes benefícios clínicos e de saúde pública se o ATX se tornar uma prática padrão em cirurgias não cardíacas.

REFERÊNCIAS BIBLIOGRÁFICAS

1. Taeuber I, Weibel S, Herrmann E, Neef V, Schlesinger T, Kranke P, et al. Association of intravenous tranexamic acid with thromboembolic events and mortality: a systematic review, meta-analysis, and meta-regression. JAMA Surg. 2021;156(6):e210884.
2. Patel PA, Wyrobek JA, Butwick JA, Pivalizza EG, Hare GMT, Mazer CD, et al. Update on applications and limitations of perioperative tranexamic acid. Anesth Analg. 2022;135(3):460-73.
3. CRASH-2 Trial Collaborators, Shakur H, Roberts I, Bautista R, Caballero J, Coats T, Dewan Y, et al. The CRASH-2 trial Effects of tranexamic acid on death, vascular occlusive events, and blood transfusion in trauma patients with significant haemorrhage (CRASH-2): a randomised, placebo-controlled trial. Lancet. 2010;376(9734):23-32.

4. Morrison JJ, Dubose JJ, Rasmussen TE, Midwinter MJ. Military Application of Tranexamic Acid in Trauma Emergency Resuscitation (MATTERs) Study. Arch Surg. 2012;147(2): 113-9.
5. CRASH-3 Trial Collaborators. Effects of tranexamic acid on death, disability, vascular occlusive events and other morbidities in patients with acute traumatic brain injury (CRASH-3): a randomised, placebo-controlled trial. Lancet. 2019;394(10210):1713-23.
6. Rowell SE, Meier EN, McKnight B, Kannas D, May S, Sheehan K, et al. Effect of out-of-hospital tranexamic acid vs placebo on 6-month functional neurologic outcomes in patients with moderate or severe traumatic brain injury. JAMA. 2020;324(10):961-74.
7. WOMAN Trial Collaborators. Effect of early tranexamic acid administration on mortality, hysterectomy, and other morbidities in women with post-partum haemorrhage (WOMAN): an international, randomised, double-blind, placebo-controlled trial. Lancet. 2017;389(10084):2105-16.
8. Gohel M, Patel P, Gupta A, Desai P. Efficacy of tranexamic acid in decreasing blood loss during and after cesarean section: a randomized case-controlled prospective study. J Obstet Gynaecol India. 2007;57(3):227-30.
9. Myles PS, Smith JA, Forbes A. Tranexamic acid in patients undergoing coronary-artery surgery. N Engl J Med. 2017;376(2):136-48.
10. Shi J, Zhou C, Pan W, Sun H, Liu S, Feng W, et al. Effect of high- vs low-dose tranexamic acid infusion on need for red blood cell transfusion and adverse events in patients undergoing cardiac surgery: The OPTIMAL Randomized Clinical Trial. JAMA. 2022;328(4):336-47.
11. Poeran J, Chan JJ, Zubizarreta N, Mazumdar M, Galatz LM, Moucha CS. Safety of tranexamic acid in hip and knee arthroplasty in high-risk patients. Anesthesiology. 2021;135(1):57-68.
12. Devereaux J, Marcucci M, Painter TW, Conen D, Lomivorotov V, Sessler DI, et al. Tranexamic acid in patients undergoing noncardiac surgery. N Engl J Med. 2022;386(21):1986-97.
13. Mannucci PM. Hemostatic drugs. N Engl J Med. 1998;339(4):245-53.
14. Chapin JC, Hajjar KA. Fibrinolysis and the control of blood coagulation. Blood Rev. 2015;29(1):17-24.
15. Lin H, Xu L, Yu S, Hong W, Huang M, Xu P. Therapeutics targeting the fibrinolytic system. Exp Mol Med. 2020;52(3):367-79.
16. Muse K, Lukes AS, Gersten J, Waldbaum A, Mabey RG, Trott E. Long-term evaluation of safety and health-related quality of life in women with heavy menstrual bleeding treated with oral tranexamic acid. Womens Health (Lond). 2011;7(6):699-707.

6

Manejo do sangramento em obstetrícia

Matheus Fecchio Pinotti
Stéfano Malaguti Ferreira

DESTAQUE DO TEMA

1. Hemorragia puerperal (HPP) é a maior causa de morte em obstetrícia.
2. O reconhecimento precoce da HPP aumenta a chance de sucesso no tratamento e deve ser fundamentado no volume do sangramento e na evolução dos sinais vitais e parâmetros hemodinâmicos.
3. O manejo da HPP deve ser guiado pela etiologia do sangramento, pela hemodinâmica e pela coagulação da paciente.
4. A administração precoce de ácido tranexâmico diminui a morbimortalidade na HPP.
5. A monitorização do fibrinogênio, desde o período pré-operatório, por testes laboratoriais convencionais ou viscoelásticos, bem como a sua reposição em caso de deficiência, deve ser realizada de forma precoce nas pacientes com HPP.
6. O desenvolvimento de algoritmos institucionais por equipe multidisciplinar, sua aplicação e constante revisão impactam positivamente nos índices de qualidade do serviço e no prognóstico das pacientes com HPP.

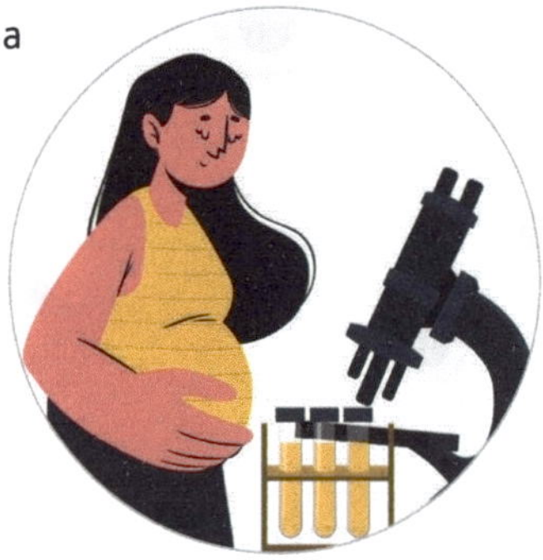

INTRODUÇÃO

A hemorragia puerperal, ou hemorragia pós-parto (HPP), é uma emergência obstétrica que lidera as causas de morte materna em países desenvolvidos e subdesenvolvidos, embora nestes o risco absoluto de morte seja muito maior. A maioria dos óbitos decorrentes de HPP pode ser evitada, uma vez que estão relacionados a atrasos na resposta a sinais clínicos de alerta, tratamento de primeira linha ineficaz e inadequação da correção da hipovolemia e da coagulopatia.

A implementação de protocolos institucionais de cuidados multidisciplinares, desde o pré-natal até o puerpério, sua constante revisão e treinamentos podem modificar essa realidade. A HPP pode ser primária ou precoce, quando ocorre até 24 horas após o nascimento, e secundária ou tardia, quando acontece após 24 horas do nascimento.

Critérios diagnósticos

A quantificação do sangramento é o principal critério diagnóstico de HPP. Entretanto, diretrizes de diferentes sociedades estabelecem volumes de sangramento diversos, podendo ou não estar relacionados à via de parto. De maneira geral, sangramentos maiores que 500 mL em partos vaginais ou acima de 1.000 mL em cesarianas são considerados como HPP.

Diversos métodos foram descritos para estimar o volume de sangramento. Parâmetros visuais, muitas vezes afixados em salas de parto, estimam o volume de sangue contido em compressas, lençóis ou pelo tamanho de poças de sangue (Figura 1). Dispositivos coletores e frascos de aspiração dão uma medida mais objetiva do volume coletado. Apesar disso, deve-se considerar a possibilidade de mistura com outros fluidos, como líquido amniótico, urina, líquidos cavitários, entre outros. Um terceiro método considera a diferença de peso entre compressas e lençóis com sangue e secos. Admitindo o peso específico do sangue igual a 1 g/mL, o valor obtido em gramas da diferença entre compressas molhadas e secas aproxima-se do volume perdido de sangue em mililitros. Esse valor pode ser superestimado pela presença de outros fluidos, como líquido amniótico e urina, nas compressas.

Uma vez que o sangramento nem sempre é exteriorizado e os métodos anteriores carecem de objetividade, o American College of Obstetricians and Gynecologists (ACOG) revisou sua definição em 2017. Segundo o ACOG, considera-se HPP quando o sangramento é maior ou igual a 1.000 mL ou está associado a sinais e sintomas de instabilidade hemodinâmica, independentemente da via de parto (Tabela 1). Importante salientar que o aumento fisiológico do volume intravascular da gravidez pode levar a confusão na avaliação clínica da estimativa do

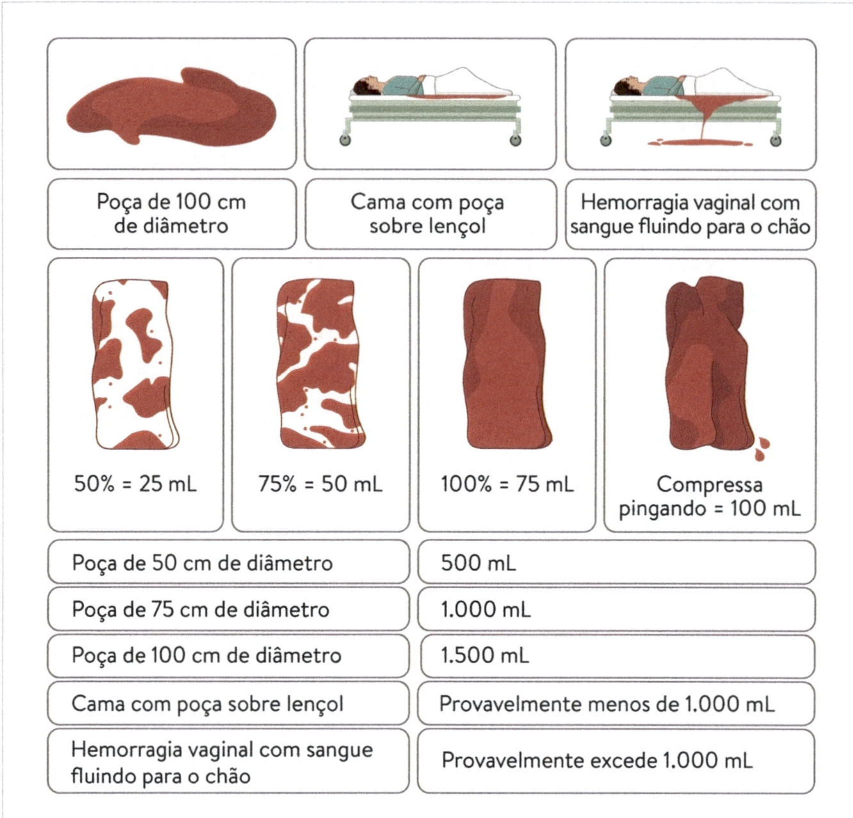

FIGURA 1 Esquemas visuais para estimar perda sanguínea na hemorragia puerperal.
Fonte: adaptada de Organização Pan-Americana da Saúde, 2018.

sangramento, tornando mais importante a monitorização das alterações de sinais vitais ao longo do tempo, permitindo avaliação mais rigorosa e coleta de exames precocemente em pacientes de risco.

Fatores de risco

Vários fatores de risco foram relacionados ao desenvolvimento de HPP (Tabela 2). A maioria desses fatores não é modificável, servindo apenas como alerta para a possibilidade de desenvolvimento de HPP. Comorbidades presentes na gestação podem ser adequadamente manejadas no período pré-natal. Todavia, fatores de risco considerados modificáveis, como coagulopatias, uso de anticoagulantes ou antiagregantes, não necessariamente demandam intervenções

TABELA 1 Estimativa do volume de sangramento de acordo com sinais vitais e sintomas

Volume em % (mL)	Pressão arterial sistólica (mmHg)	Sinais e sintomas
10 a 15 (500 a 1.000)	≥ 90	Palpitações, tontura, taquicardia leve ou ausente
15 a 25 (1.000 a 1.500)	80 a 90	Fraqueza, sudorese, taquicardia (100 a 120 bpm/min), taquipneia (20 a 24 respirações/min)
25 a 35 (1.500 a 2.000)	70 a 80	Agitação, confusão, palidez, oligúria, taquicardia (120 a 140 bpm), pele fria e úmida
35 a 45 (2.000 a 3.000)	50 a 70	Letargia, respiração agônica, anúria, taquicardia (> 140 bpm)

Fonte: adaptada de Bonnar, 2000.

TABELA 2 Fatores de risco para hemorragia puerperal

Pré-parto
HPP prévia
Distensão uterina (gemelar, macrossomia, polidrâmnio)
Coagulopatias congênitas ou adquiridas
Uso de medicamentos (anticoagulantes, antiagregantes plaquetários)
Acretismo placentário
Multiparidade (≥ 3 gestações)
Pressão arterial elevada (específica ou não da gestação)
Anemia e/ou trombocitopenia
Primeira gravidez após os 40 anos
Cirurgias uterinas prévias (miomectomias, cesarianas etc.)
Intraparto
Trabalho de parto prolongado
Trabalho de parto taquitócico
Trabalho de parto induzido
Laceração vaginal de 3° e 4° graus
Placentação anormal (acretismo, placenta anterior)
Descolamento prematuro de placenta
Corioamnionite
Parto instrumentado: episiotomia, fórceps, extração a vácuo etc.

HPP: hemorragia pós-parto. Fonte: adaptado de Organização Pan-Americana da Saúde, 2018.

no período pré-natal, podendo ser objeto de terapêutica precoce em casos de desenvolvimento de HPP.

Destaque especial para os níveis séricos de fibrinogênio. Em não gestantes, os níveis normais de fibrinogênio sérico estão entre 200 e 450 mg/dL, podendo aumentar para 350 a 650 mg/dL em gestantes a termo. Níveis de fibrinogênio < 200 mg/dL durante o parto ou no puerpério são considerados marcadores preditivos de progressão para HPP. Entretanto, a correção da hipofibrinogenemia antes do parto em pacientes sem manifestações clínicas não é recomendada, sendo apenas fator adicional de vigilância a ser considerado em casos de sangramento prolongado ou anormal após o nascimento.

Etiologia

Determinar o que está causando o sangramento é de fundamental importância para o tratamento definitivo da HPP. Os fatores etiológicos da HPP são distribuídos em quatro grandes grupos, os 4 Ts, conforme mostrado a seguir:

- Tônus: atonia uterina.
- Trauma: lacerações, hematomas, roturas, incisões.
- Tecido: retenção placentária, acretismo, placenta prévia.
- Trombina (coagulação): distúrbios de coagulação, principalmente a hiperfibrinólise.

A atonia uterina responde por cerca de 80% dos casos de HPP. Casos de atonia difusa são mais facilmente diagnosticados do que atonia focal. Todavia, podem conter um volume significativo de sangue não exteriorizado, evoluindo progressivamente para distúrbios de coagulação se não abordados precocemente. A HPP também pode ser causada por traumas uterinos ou vaginais, decorrentes de complicações de partos vaginais distócicos, instrumentados ou cesarianas. Em casos de lacerações, hematomas vulvares, episiotomias ou prolongamento de incisões cirúrgicas, o sangramento pode ser visualizado e quantificado com mais precisão. Atenção especial deve ser dada à possibilidade de rotura uterina, principalmente em casos de cirurgia uterina prévia. Acretismo placentário, placenta prévia e descolamento prematuro de placenta são anomalias teciduais causadoras de HPP que podem evoluir para hemorragia grave rapidamente. Restos placentários podem permanecer na cavidade uterina após a dequitação, causando atonia uterina focal e piorando o sangramento. Os distúrbios de coagulação podem ser congênitos ou adquiridos, além de serem complicações do sangramento decorrente de outras etiologias. Plaquetopenia, hipofibrinogenemia, prolongamento dos tempos de protrombina e tromboplastina parcial ativada em mais de 50% são fatores causais isolados de HPP. Coagulopatias também podem ser encontradas como complicações da doença hipertensiva específica da gestação, como a síndrome HELLP (hemólise, elevação de enzimas hepáticas, plaquetopenia).

AVALIAÇÃO INICIAL DA PACIENTE

Independentemente da presença ou não de fatores de risco, todas as gestantes em trabalho de parto ou admitidas para cesarianas eletivas podem sangrar acima do esperado e evoluir para HPP. Assim, monitorização e avaliação clínica constantes são de grande importância no reconhecimento precoce da HPP e no rápido estabelecimento das condutas apropriadas. Os critérios de avaliação incluem:

Sinais vitais

A avaliação da pressão arterial, da frequência cardíaca, do padrão e da frequência respiratórios, da saturação periférica de oxigênio e do débito urinário após o nascimento deve ser realizada periodicamente e de modo sistemático. A deterioração desses parâmetros pode indicar hipovolemia decorrente de sangramento, e uma resposta tardia a esses eventos aumenta os casos de mortes maternas evitáveis.

Índice de choque

O índice de choque (IC) é obtido através da razão entre a frequência cardíaca e a pressão arterial sistólica (FC/PAS) muito utilizado como indicador de instabilidade hemodinâmica em pacientes politraumatizados e sépticos. Os valores normais do IC em adultos saudáveis e não gestantes varia de 0,5 a 0,7. IC a partir de 0,9 indica aumento do risco de transfusão e demanda intervenção rápida, conforme mostrado na Tabela 3.

TABELA 3 Avaliação e conduta guiados pelo índice de choque na hemorragia puerperal

SI	Interpretação	Conduta
≥ 0,9	Risco de transfusão	Abordagem agressiva
		Transferência
		Hemotransfusão
≥ 1,4	Necessidade de terapêutica agressiva de urgência	Abordagem agressiva e imediata
		Protocolo de transfusão maciça
≥ 1,7	Alto risco de desfecho adverso	Abordagem agressiva e imediata
		Protocolo de transfusão maciça

Fonte: adaptado de Organização Pan-Americana da Saúde, 2018.

Quantificar o sangramento

Utilizar todas as estratégias possíveis para quantificar o volume de sangue perdido: dispositivos coletores, frascos de aspiração, indicadores visuais e peso de compressas, entre outros.

Coagulação

A avaliação da hemostasia pode ser feita antes do nascimento. Todavia, a coagulação deve ser monitorada desde o início do sangramento e ao longo de todo o evento, uma vez que pode ser a causa da HPP e uma de suas consequências. Sangramento excessivo em Obstetrícia cursa com aumento da fibrinólise, e coagulopatia dilucional, em virtude da reposição volêmica agressiva com cristaloides. Os testes laboratoriais convencionais podem ser utilizados na avaliação das coagulopatias. Entretanto, as diretrizes atuais recomendam testes viscoelásticos em virtude de serem realizados em menor tempo. Ambos os métodos podem guiar a reposição específica de hemocomponentes, melhorando o prognóstico da HPP.

Revisar medicamentos utilizados

Muitos medicamentos utilizados no pré-natal e durante a assistência ao trabalho de parto podem ser causa direta de sangramento, como anticoagulantes e antiagregantes plaquetários. O uso de betabloqueadores, vasopressores, opioides etc. pode confundir a interpretação de parâmetros hemodinâmicos, atrasando o diagnóstico de HPP e impedindo a instauração de medidas precoces.

Exame clínico

O exame clínico é muito importante para diagnosticar as causas da HPP. A avaliação do canal de parto pode mostrar sangramento ativo oriundo de lacerações vaginais, hematomas vulvares, episiotomias ou da própria cavidade uterina. Nesses casos, é necessário avaliar o tônus uterino através do exame abdominal. Além disso, em casos de cesariana com o abdome ainda aberto, podem-se verificar focos de sangramento na histerotomia, bem como verificar o tônus uterino. Qualquer foco de sangramento ativo deve ser descartado antes do fechamento do abdome em cesarianas. Em casos de suspeita de sangramento com início após o fechamento do abdome, a verificação do tônus uterino através da palpação abdominal e o auxílio da ultrassonografia *point of care* (*focused assessment with sonography in trauma* – FAST) podem revelar situações de atonia uterina e líquido na cavidade abdominal.

ABORDAGEM SISTEMATIZADA

Emergências médicas potencialmente letais demandam atenção da equipe multidisciplinar e uma sistematização do atendimento, evitando atrasos na assistência à paciente. No caso da HPP, não é diferente. Diversas medidas básicas de suporte devem ser instituídas a partir do diagnóstico de HPP, numa fase mais precoce ou avançada do sangramento. Avaliar a paciente, identificar problemas e intervir para a correção deles fechando o ciclo em uma reavaliação dos resultados dessa intervenção são atitudes que podem diminuir a morbimortalidade na HPP.

Manejo ativo do terceiro estágio do trabalho de parto

A administração profilática de uterotônicos após o nascimento, o clampeamento precoce do cordão umbilical e a tração controlada na fase de dequitação são condutas importantes na prevenção da HPP, principalmente em pacientes com fatores de risco. A Tabela 4 mostra os uterotônicos mais utilizados no terceiro estágio do trabalho de parto.

Acesso venoso

É de suma importância o estabelecimento de acessos venosos adequados em doenças hemorrágicas. Recomenda-se instalar dois acessos venosos, ao menos um deles de grosso calibre (16G ou 14G) para uma rápida administração de fluidos.

Ácido tranexâmico

O ácido tranexâmico é um antifibrinolítico administrado na HPP nas primeiras três horas de sangramento. Sua função é diminuir a atividade fibrinolítica e o consumo de fibrinogênio, muito comuns nas fases iniciais da HPP e da hemorragia pós-trauma. A dose recomendada é de 1 g administrado por via endovenosa em 10 a 20 minutos, podendo ser repetida em caso de sangramento persistente após 30 minutos da primeira dose. Diversos estudos demonstraram os benefícios da administração do ácido tranexâmico como a redução da mortalidade devido ao sangramento e à redução da incidência de laparotomias para o controle da hemorragia, sem o aumento concomitante de eventos tromboembólicos. Entretanto, o uso precoce do ácido tranexâmico não diminuiu o consumo de hemocomponentes. Embora o ácido tranexâmico seja um excelente adjuvante no manejo da HPP, não há evidências de benefícios quando usado profilaticamente. Os estudos mostram que não há diferença entre pacientes que receberam o ácido tranexâmico juntamente com a profilaxia com uterotônicos na incidência de HPP.

TABELA 4 Uterotônicos do terceiro estágio do trabalho de parto: dosagem, considerações e efeitos colaterais

Medicamento	Dose	Considerações	Efeitos colaterais
Ocitocina	IM: 10 unidades em dose única IV: ▪ Regra dos 3: administrar 3 unidades em 30 segundos e avaliar a resposta em 3 minutos. Se resposta insatisfatória, repetir o mesmo esquema por mais 2 vezes. ▪ 10 unidades em 30 minutos seguidos de 1 a 3 unidades/hora. ▪ 20 unidades em 1 hora seguidas de 2,5 unidades/hora. ▪ Duração 2 a 4 horas. ▪ Dose máxima: 40 unidades.	Primeira linha entre os uterotônicos ao redor do mundo	Geralmente bem tolerada. Pode causar: ▪ Náuseas e vômitos. ▪ Hipotensão, taquicardia e isquemia miocárdica em infusões rápidas.
Metilergometrina	IM: 0,2 mg dose única	Contraindicada em pacientes hipertensas, com história de migrânia ou doença vascular	Pode causar náuseas, vômitos, hipertensão, isquemia miocárdica, cefaleia e dor abdominal
Misoprostol	SL: 200 a 400 mcg dose única VO: 600 mg dose única	Pode ser administrada por via retal, com aumento do tempo de latência	Tremores, febre, cefaleias, náuseas e vômitos e broncoepasmo (cuidado em pacientes asmáticas)

IM: intramuscular; IV: intravenoso; SL: sublingual; VO: via oral.
Fonte: adaptado de Gallos et al., 2018.

Ressuscitação volêmica

A abordagem na reposição de fluidos na HPP é bastante semelhante ao trauma. Inicialmente, a manutenção de uma pressão arterial sistólica acima de 90 mmHg e um débito urinário maior que 30 mL/h podem ser obtidos com a administração de cristaloides isotônicos. Recomenda-se administrar de 2 a 3 vezes o volume de sangue perdido quando o sangramento atinge 1.000 mL, tomando cuidado com a hemodiluição, causando quedas nos níveis de hemoglobina e na concentração dos fatores de coagulação. Estratégias mais restritivas na reposição com cristaloides também foram empregadas, procurando evitar a coagulopatia dilucional e diminuição dos níveis de hemoglobina. Estudo prévio comparou a reposição de 0,75 a 1 vez o volume de sangue perdido com o dobro desse valor (1,5 a 2 vezes o volume do sangramento). Não houve diferenças entre ambas as estratégias quanto à necessidade de transfusão, alterações da coagulação e eventos adversos.

Hemorragias mais importantes, acima de 1.000 mL de sangramento, normalmente demandam transfusão sanguínea desde o início da ressuscitação volêmica. Puérperas com declínio progressivo da pressão arterial e aumento da frequência cardíaca também se beneficiam da hemotransfusão, mesmo na ausência de um diagnóstico definitivo, uma vez que são sinais sugestivos de sangramento ativo. A reposição de plaquetas e fatores de coagulação, ainda que de forma empírica, deve ser realizada rapidamente até que a causa seja estabelecida e devidamente tratada. Postergar a reposição de hemocomponentes pode, nesses casos, piorar o sangramento, uma vez que não há níveis apropriados de fatores de coagulação e plaquetas para garantir uma hemostasia adequada.

Não há uma estratégia universalmente aceita para a reposição de hemocomponentes em HPP, uma vez que os níveis de evidência de tais recomendações são ainda muito fracos. Parâmetros hemodinâmicos não responsivos à infusão de cristaloide isotônico em pacientes com sangramento inferior a 1.000 mL ou pacientes com hemorragia mais severa devem receber inicialmente dois concentrados de hemácias (CH). Pacientes com embolia por líquido amniótico, descolamento prematuro de placenta ou hemorragia prolongada devem receber plasma fresco congelado (PFC) precocemente, evitando a deterioração da hemostasia. A razão adequada de CH:PFC a serem administrados varia muito na literatura (1:1; 2:1; 3:2). Em protocolos de transfusão maciça, admite-se uma razão de 1:1:1 entre CH:PFC:plaquetas, mimetizando a infusão de sangue total. Metas transfusionais podem guiar a reposição de hemocomponentes específicos.

- Transfundir hemácias até atingir hemoglobina maior que 7,5 g/dL.
- Administrar plaquetas até contagem > 50.000/mm.
- Prover crioprecipitado ou concentrado de fibrinogênio para atingir fibrinogênio sérico > 300 mg/dL.
- Administrar PFC até que os tempos de protrombina (TP) e de tromboplastina parcial ativada (TTPa) estejam menores que 1,5 vez o controle.

Os bancos de sangue devem ter hemocomponentes compatíveis disponíveis para essas emergências, facilitando o acesso ao sangue O negativo e O positivo sem as devidas provas cruzadas quando necessário. Além disso, a adoção de protocolos institucionais de transfusão maciça, com metas transfusionais bem estabelecidas, guiadas por testes laboratoriais convencionais ou viscoelásticos, pode melhorar o desfecho de pacientes com HPP.

Vale destacar a importância da monitorização da temperatura e estratégias de manutenção da normotermia. A administração de grandes volumes de cristaloides e principalmente hemocomponentes pode levar a paciente a hipotermia severa, causando aumento do consumo miocárdico de oxigênio e disfunção do sistema enzimático responsável pela coagulação, dificultando o controle do sangramento.

Avaliação laboratorial

Exames laboratoriais são fundamentais em pacientes com HPP. Níveis de hemoglobina, plaquetas, fibrinogênio e testes de coagulação (TP e TTPa) devem ser obtidos periodicamente durante a ressuscitação volêmica, guiando a reposição dos hemocomponentes. A hemostasia pode ser avaliada mais rapidamente através de testes viscoelásticos, como a tromboelastografia (TEG) e a tromboelastometria rotacional (ROTEM). A hipofibrinogenemia, alteração mais comum da coagulação na HPP, pode ser rapidamente avaliada através do ROTEM. A firmeza do coágulo baseada em fibrina após inibição das plaquetas – FIBTEM – indica a necessidade de administração de crioprecipitado ou concentrado de fibrinogênio quando sua amplitude em 5 minutos está menor que 10 mm ($FIBTEM_{A5} < 10$ mm). Apesar de avaliar a hemostasia rapidamente e de maneira global, estudos que embasaram algoritmos de hemotransfusão guiados por testes viscoelásticos em HPP não foram formalmente validados.

Além dos testes laboratoriais para guiar as metas de reposição de hemocomponentes, exames que possam detectar complicações da hemotransfusão devem ser realizados. O cálcio, importante cofator da coagulação, pode estar reduzido em virtude da ação quelante do citrato, anticoagulante presente nos hemoconcentrados. A administração de grandes volumes de sangue estocado pode levar a hipercalemia severa, causando alterações importantes do ritmo cardíaco e até parada cardiorrespiratória. Consequências da hipoperfusão, como ácidose láctica, demandam a coleta periódica de amostras para análise gasométrica e dosagem do lactato.

Transferir a paciente para unidade com o maior número de recursos

A HPP é uma emergência que pode se apresentar na enfermaria, na sala de parto, na sala de cirurgias ou em uma unidade de recuperação pós-anestésica. Por se tratar de uma condição com possibilidade de deterioração clínica rápida, recomenda-se transferir a paciente para uma sala cirúrgica, caso ainda não esteja nela, por se tratar do local com a possibilidade de tratamentos mais invasivos.

Laparotomias, suturas uterinas, histerectomia, tratamentos endovasculares, como a embolização das artérias uterina ou hipogástrica e implante de balão intra-aórtico, podem ser necessários para tratamento definitivo ou controle de danos, até a estabilização hemodinâmica da paciente.

RESUMO PRÁTICO

O diagnóstico e o manejo da HPP devem ser realizados o mais precocemente possível, garantindo o sucesso do tratamento e diminuindo a morbimortalidade das puérperas. Como visto anteriormente, independentemente da presença de fatores de risco para HPP, toda a gestante em trabalho de parto deve ser considerada uma paciente em potencial para sangramento. Dessa forma, monitorização e avaliação clínicas periódicas e o manejo ativo do terceiro estágio do trabalho de parto são fundamentais, associados a outras estratégias para o controle do sangramento como administração precoce do ácido tranexâmico. A reposição volêmica adequada, priorizando os hemocomponentes em detrimento de soluções cristaloides, é uma estratégia adequada na diminuição do sangramento, pois evita a coagulopatia dilucional. A avaliação laboratorial da coagulação com testes laboratoriais convencionais (TP, TTPa, fibrinogênio) ou exames viscoelásticos (TEG, ROTEM) são fundamentais para guiar a terapia transfusional mais apropriada ao caso. Transferir a paciente para a unidade com o maior número de recursos dentro da instituição diminui o tempo para a realização de tratamento intervencionista, aumentando as chances de sucesso no controle da hemorragia. A elaboração de protocolos institucionais por equipe multidisciplinar, seu constante treinamento e revisão melhoram os indicadores de qualidade do serviço e diminuem as complicações e a morbidade e mortalidade relacionadas à HPP. A Figura 2 mostra um esquema prático de manejo no sangramento puerperal decorrente de atonia uterina.

DIRETRIZES ATUAIS

A Medicina Baseada em Evidências é uma realidade cada vez mais presente na prática médica. A realização de estudos com bons níveis de evidência forma a base das recomendações de diversas sociedades de especialidades. Dessa forma, diretrizes, algoritmos e protocolos são instituídos visando melhorar o tempo de resposta em situações emergenciais como a HPP.

Em 2019, foi publicada uma diretriz europeia multidisciplinar (NATA: Network for the Advancement of Patient Blood Management, Haemostasis and Thrombosis), com a participação da International Federation of Gynaecology and Obstetrics (FIGO), European Society of Anaesthesiology (ESA) e European

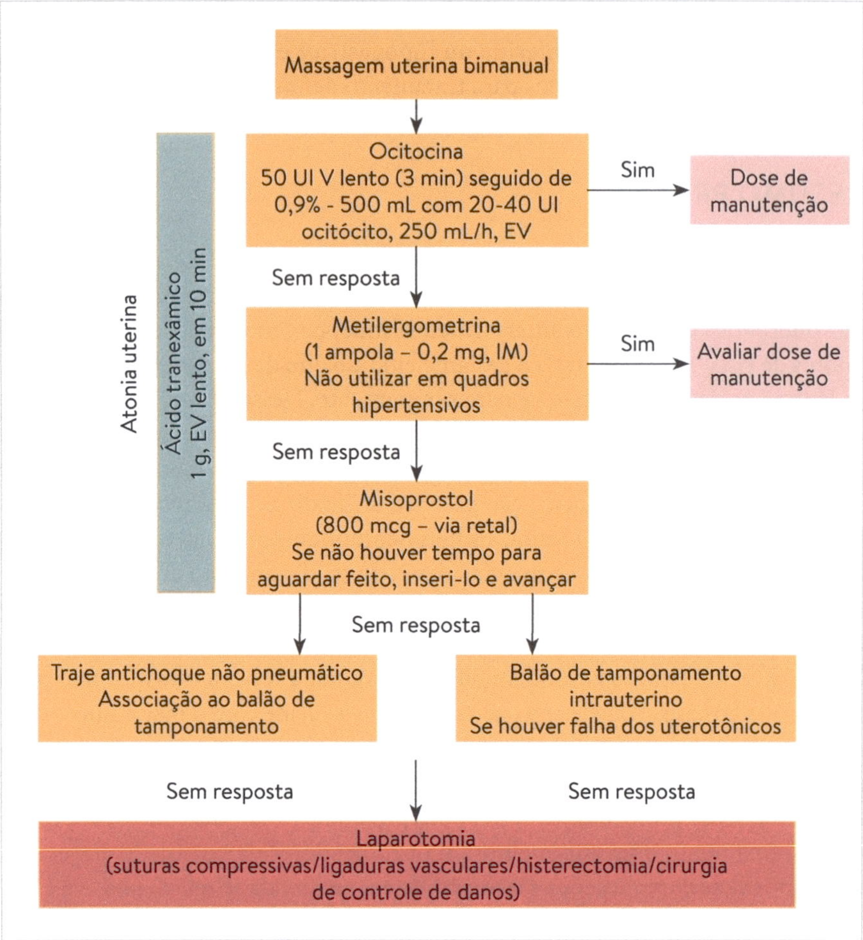

FIGURA 2 Sequência de atendimento na atonia uterina.

Fonte: adaptada de Organização Pan-Americana da Saúde, 2018.

Board and College of Obstetrics and Gynaecology (EBCOG) para o manejo do sangramento em Obstetrícia. A Figura 3 mostra um resumo das recomendações.

A FIGO publicou suas diretrizes de prevenção e manejo da HPP em 2022. O manejo ativo do terceiro estágio do trabalho de parto e o uso de ocitocina continuam sendo a estratégia mais efetiva na prevenção da HPP. A manutenção da ocitocina com aumento progressivo de dose, sua associação com uterotônicos de segunda linha (ergometrina e misoprostol, por exemplo) e a administração precoce de ácido tranexâmico são as estratégias iniciais com mais benefício no controle do sangramento. Estratégias mais invasivas podem ser necessárias, uma

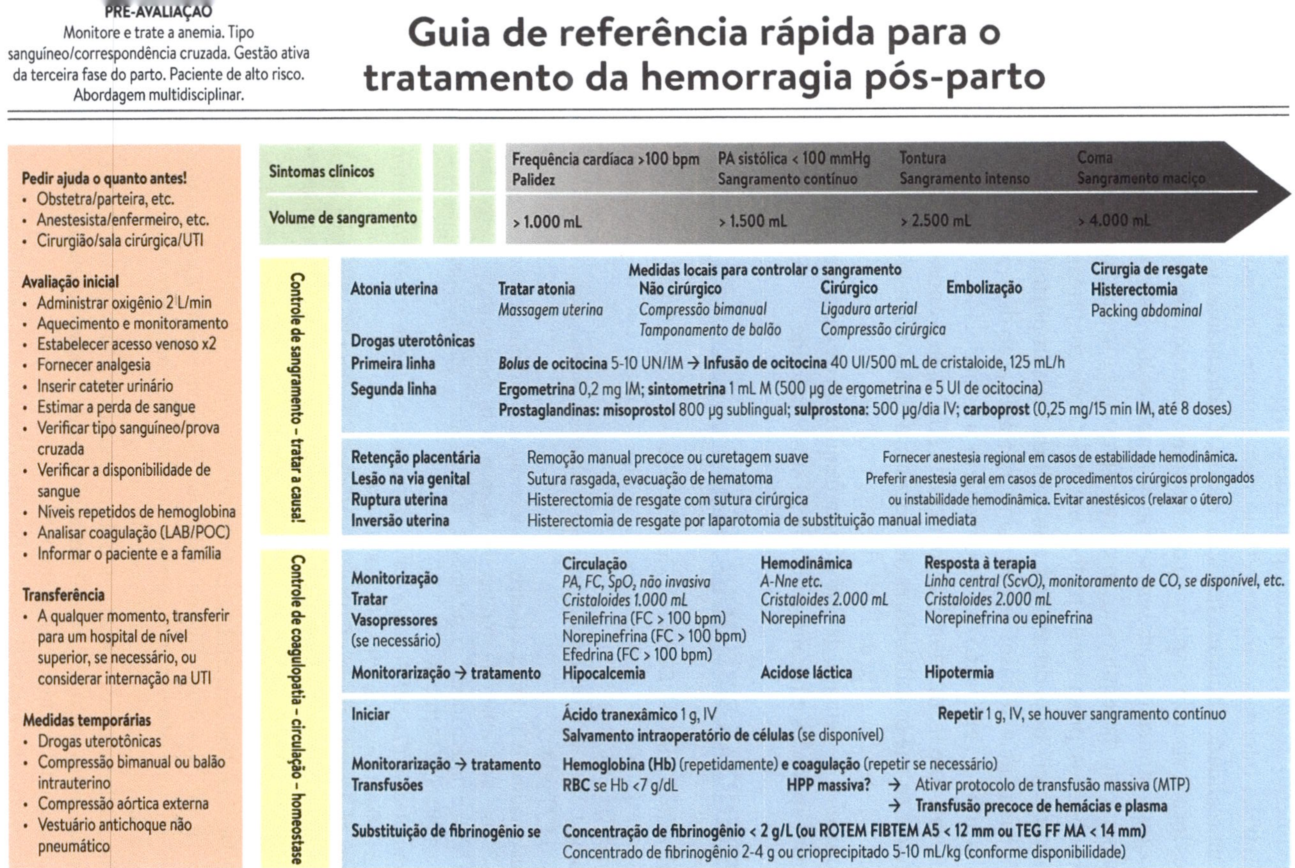

FIGURA 3 Guia rápido para o manejo da hemorragia puerperal.

FR: frequência cardíaca; LAB: laboratório central; PA: pressão arterial; POC: exames viscoelasticos *point of care*; PPH: hemorragia pós-parto; UTI: unidade de terapia intensiva; RBC: concentrado de hemácias; ROTEM: tromboelastometria rotacional; TEG: tromboelastografia.

Fonte: Munoz et al., 2019.

vez que o objetivo principal deve ser interromper a hemorragia e impedir o desenvolvimento de coagulopatias, piorando o desfecho da HPP.

Diretrizes internacionais, entretanto, nem sempre são passíveis de serem aplicadas na realidade de alguns serviços. Assim, é extremamente importante que as equipes locais, visando à aplicação dos melhores recursos disponíveis, estabeleçam protocolos institucionais em seus serviços. A aplicação desses protocolos depende de engajamento das equipes, treinamento frequente e avaliação dos casos em que foram aplicados, procurando melhorar a assistência continuamente. Dependendo das características do serviço, isso é ainda mais importante, tendo em vista a baixa frequência de casos que demandem a aplicação desses protocolos, o que pode levar à não aplicação das diretrizes em sua totalidade. Estudo recente reavaliou protocolo institucional de manejo de HPP após 5 anos de sua elaboração. Constatou-se que os indicadores de processo, aqueles que representavam as boas práticas no atendimento da HPP, tiveram melhora substancial após a instituição do protocolo. Entretanto, devido à baixa frequência de casos de HPP, as diretrizes não eram aplicadas em conformidade na sua totalidade.

REFERÊNCIAS BIBLIOGRÁFICAS

1. Begley CM, Gyte GM, Devane D, McGuire W, Weeks A, Biesty LM. Active versus expectant management for women in the third stage of labour. Cochrane Database Syst Rev. 2019;2(2):CD007412.
2. Bonnar J. Massive obstetric haemorrhage. Baillieres Best Pract Res Clin Obstet Gynaecol. 2000;14(1):1-18.
3. Collaborators WT. Effect of early tranexamic acid administration on mortality, hysterectomy, and other morbidities in women with post-partum haemorrhage (WOMAN): an international, randomised, double-blind, placebo-controlled trial. Lancet. 2017;389(10084):2105-16.
4. Committee on Practice Bulletins-Obstetrics. Practice bulletin n. 183: Postpartum hemorrhage. Obstet Gynecol. 2017;130(4):e168-e86.
5. Cortet M, Deneux-Tharaux C, Dupont C, Colin C, Rudigoz RC, Bouvier-Colle MH, et al. Association between fibrinogen level and severity of postpartum haemorrhage: secondary analysis of a prospective trial. Br J Anaesth. 2012;108(6):984-9.
6. Diaz V, Abalos E, Carroli G. Methods for blood loss estimation after vaginal birth. Cochrane Database Syst Rev. 2018;9(9):CD010980.
7. Escobar MF, Nassar AH, Theron G, Barnea ER, Nicholson W, Ramasauskaite D, et al. FIGO recommendations on the management of postpartum hemorrhage 2022. Int J Gynaecol 0bstet. 2022;157 Suppl 1(Suppl 1):3-50.
8. Gallos ID, Papadopoulou A, Man R, Athanasopoulos N, Tobias A, Price MJ, et al. Uterotonic agents for preventing postpartum haemorrhage: a network meta-analysis. Cochrane Database Syst Rev. 2018;12(12):CD011689.
9. Hofer S, Blaha J, Collins PW, Ducloy-Bouthors AS, Guasch E, Labate F, et al. Haemostatic support in postpartum haemorrhage: A review of the literature and expert opinion. Eur J Anaesthesiol. 2023;40(1):29-38.

10. Holcomb JB, Jenkins D, Rhee P, Johannigman J, Mahoney P, Mehta S, et al. Damage control resuscitation: directly addressing the early coagulopathy of trauma. J Trauma. 2007;62(2):307-10.
11. Kassebaum NJ, Bertozzi-Villa A, Coggeshall MS, Shackelford KA, Steiner C, Heuton KR, et al. Global, regional, and national levels and causes of maternal mortality during 1990-2013: a systematic analysis for the Global Burden of Disease Study 2013. Lancet. 2014;384(9947):980-1004.
12. Main EK, McCain CL, Morton CH, Holtby S, Lawton ES. Pregnancy-related mortality in California: causes, characteristics, and improvement opportunities. Obstet Gynecol. 2015;125(4):938-47.
13. Margarido C, Ferns J, Chin V, Ribeiro T, Nascimento B, Barrett J, et al. Massive hemorrhage protocol activation in obstetrics: a 5-year quality performance review. Int J Obstet Anesth. 2019;38:37-45.
14. Munoz M, Stensballe J, Ducloy-Bouthors AS, Bonnet MP, De Robertis E, Fornet I, et al. Patient blood management in obstetrics: prevention and treatment of postpartum haemorrhage. A NATA consensus statement. Blood Transfus. 2019;17(2):112-36.
15. Nelson DB, Ogunkua O, Cunningham FG. Point-of-care viscoelastic tests in the management of 0bstetric hemorrhage. Obstet Gynecol. 2022;139(3):463-72.
16. Neumann KE, Banayan JM. Point of care ultrasound on labor and delivery. Anesthesiol Clin. 2021;39(4):811-37.
17. Organização Pan-Americana da Saúde. Manual de orientação para o curso de prevenção de manejo obstétrico da hemorragia: Zero Morte Materna por Hemorragia. Brasília, DF: OPAS; 2018.
18. Othman M, Han K, Elbatarny M, Abdul-Kadir R. The use of viscoelastic hemostatic tests in pregnancy and puerperium: review of the current evidence - communication from the Women's Health SSC of the ISTH. J Thromb Haemost. 2019;17(7):1184-9.
19. Pasquier P, Gayat E, Rackelboom T, La Rosa J, Tashkandi A, Tesniere A, et al. An observational study of the fresh frozen plasma: red blood cell ratio in postpartum hemorrhage. Anesth Analg. 2013;116(1):155-61.
20. Schol PBB, de Lange NM, Woiski MD, Langenveld J, Smits LJM, Wassen MM, et al. Restrictive versus liberal fluid resuscitation strategy, influence on blood loss and hemostatic parameters in mild obstetric hemorrhage: An open-label randomized controlled trial. (REFILL study). PLoS One. 2021;16(6):e0253765.

7

Manejo do sangramento em pediatria

Felipe Pinn de Castro
Beatriz Cesar Sant'Anna

DESTAQUE DO TEMA

1. O sistema de hemostasia e coagulação no paciente pediátrico não está totalmente desenvolvido ao nascer.
2. A principal diferença é quantitativa:
   - Os níveis plasmáticos dos fatores pró-coagulantes em geral são diminuídos.
   - Todos os fatores de ativação de contato e vitamina K-dependente estão diminuídos.
   - Também está diminuída a maioria dos fatores anticoagulantes.
3. Neonatos apresentam contagem normal de plaquetas, porém com capacidade funcional diminuída devido a uma menor capacidade de ativação e degranulação.
4. Quanto aos fatores pró-coagulantes, o fator de von Willebrand está aumentado em crianças; ocorre uma diminuição das proteínas C e S e da antitrombina III e uma hipofibrinólise.
5. O efeito final da diminuição dos fatores de coagulação é uma geração de trombina mais lenta e diminuída, compensada pela tendência pró-coagulante presente nessa faixa etária, e isso estabelece o equilíbrio do sistema até a sua maturação.

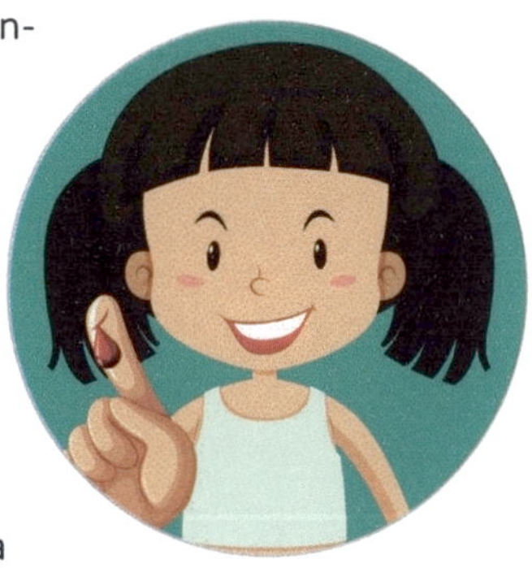

6. Exames de avaliação complementar da coagulação evidenciam essas diferenças presentes nessa faixa etária e variam com o crescimento.
7. Utilizar estratégias para o manejo do sangramento perioperatório guiado por metas é benéfico em crianças e deve ser incentivado. Para melhor aplicação prática, é importante conhecer as diferenças do sistema hemostático neonatal e as alterações implícitas nos exames de coagulação.

INTRODUÇÃO

O sistema de hemostasia e coagulação no paciente pediátrico, assim como diversos outros sistemas, não está totalmente desenvolvido ao nascer e ainda não é igual ao sistema presente no paciente adulto saudável. A hemostasia é um processo dinâmico, que começa no desenvolvimento fetal intraútero e gradualmente apresenta modificações até evoluir para um sistema maduro. O sistema hemostático do neonato é considerado imaturo até cerca de 6 meses de vida pós-natal.

Apesar das variações observadas, pode-se afirmar que essa faixa etária tem mecanismos naturais de proteção. Mesmo com um sistema considerado imaturo, a hemostasia neonatal não é disfuncional e está bem balanceada, sem tender para um estado protrombótico ou de sangramento.

A principal diferença do sistema hemostático neonatal é quantitativa. Os fatores de coagulação no recém-nato (RN) são qualitativamente similares aos do adulto. Porém, os níveis plasmáticos dos fatores de coagulação são bastante diferentes daqueles encontrados no organismo adulto. Ter ciência dessa diferença é essencial para a avaliação dos distúrbios de coagulação e dos exames disponíveis para mensurá-los.

ALTERAÇÕES ESPERADAS DURANTE O DESENVOLVIMENTO

Fatores pró-coagulantes

O fator I, fibrinogênio, tem valores similares no adulto e na criança. Porém, a polimerização do fibrinogênio não atinge a capacidade máxima durante os primeiros meses pós-natais, o que pode gerar um tempo de protrombina (TP) prolongado. Após o nascimento, mesmo que com valores normais, os níveis de fibrinogênio sobem nos primeiros 5 dias de vida. Apresenta uma variação com distribuição em "U" nos primeiros 12 meses, atingindo valores estáveis em torno de 300 mg/dL ao final do primeiro ano de vida (como pode ser visto na Figura 1).

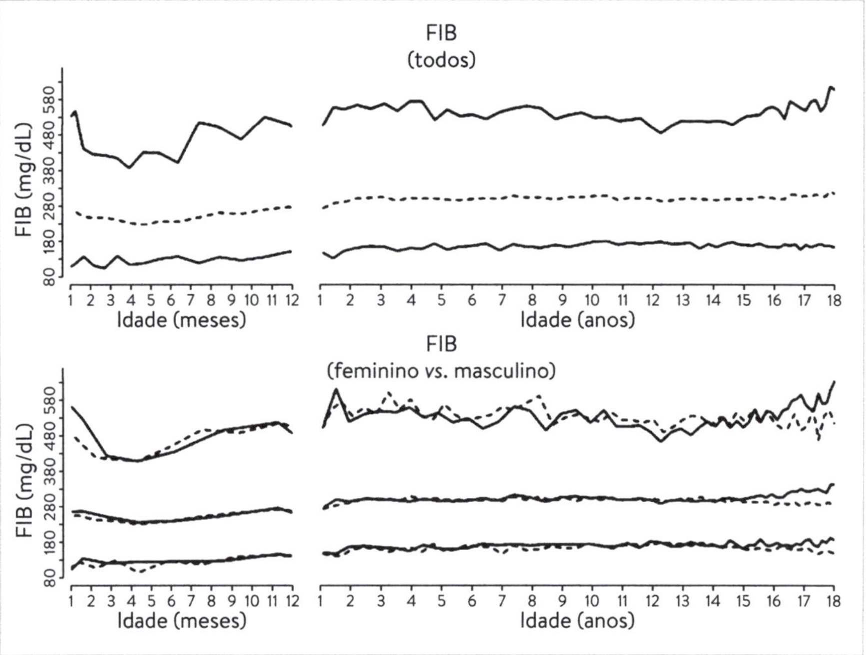

FIGURA 1 Valores de referência para dosagem de fibrinogênio, por faixa etária.
Fonte: Weidhofer et al., 2018.

Meninas apresentam valores de fibrinogênio ligeiramente maiores nos primeiros meses e após a puberdade.

Ao nascimento, os níveis de fatores de coagulação vitamina K-dependentes (fator II/protrombina, VII, IX e X) são baixos e apresentam um padrão de maturação mais heterogêneo. Nos pacientes nascidos a termo, o fator VII rapidamente atinge valores próximos aos do adulto com 5 dias de vida, o que contribui para a redução do TP nesse mesmo tempo, enquanto os fatores II, IX e X apresentam um tempo mais lento para atingirem os valores normais. Todos os quatro fatores de coagulação vitamina K-dependentes atingem os níveis plasmáticos próximos aos do adulto com 6 meses de idade.

A vitamina K pouco atravessa a barreira placentária. Ao nascimento, os níveis dos fatores de coagulação vitamina K-dependentes usualmente estão abaixo dos níveis detectáveis pelos exames comumente disponíveis, mas ainda assim os neonatos apresentam hemostasia apropriada, e a maioria deles não apresenta grandes sangramentos. Com a amamentação, os níveis desses fatores é normalizado com 12 horas após o parto e atinge os níveis de adultos com 4 dias de vida. No entanto, hemorragias acontecem em casos de níveis mais baixos, que podem ocorrer com a suplementação insuficiente (por falta de suplementação exógena, amamentação postergada ou deficiência na absorção).

Hemorragias por deficiência dos fatores vitamina K-dependentes (em geral, em pacientes não suplementados) comumente ocorrem em até 50% dos recém-nascidos com mais de 5 dias de vida e representam um quadro grave de hemorragia intracraniana entre o 1º e 7º dias. Por essa razão, recomenda-se a suplementação de vitamina K intramuscular logo após o nascimento. Essa medida reduziu drasticamente a incidência de hemorragias graves nessa população. No Brasil, o Ministério da Saúde orienta a aplicação de vitamina K intramuscular na dose de 1 mg para recém-nascidos com peso > 1.500 g e a dose de 0,5 mg para aqueles com peso ≤ 1.500 g, que deve ser realizada nas primeiras 6 horas de vida.

É importante lembrar que o leite materno apresenta menos vitamina K do que fórmulas infantis. Mães que fazem uso de anticonvulsivantes apresentam níveis ainda menores de vitamina K no leite. Apesar disso, não foi identificada diferença significativa entre os níveis plasmáticos de nenhum dos fatores de coagulação vitamina K-dependentes em crianças alimentadas com leite materno ou fórmula infantil.

O fator V pode ser normal ao nascimento de crianças a termo ou estar reduzido nos prematuros. Em ambos os casos ele atinge níveis plasmáticos comparados aos dos adultos com cinco dias de vida. O mesmo ocorre com o fator XIII, que atinge os valores normais no 5º dia de vida. Ambos são fatores que nascem em valores baixos e atingem valores normais mais rapidamente.

O fator VIII e o fator de von Willebrand (FvW), diferente dos demais, são os únicos fatores pró-coagulantes que têm os valores elevados ao nascimento, tanto no recém-nascido a termo como no prematuro. O fator VIII é sintetizado pelo fígado e por células endoteliais extra-hepáticas, enquanto o FvW é sintetizado por plaquetas e pelo endotélio vascular. Como a função hepática ao nascer é mais imatura, o FvW tem valores habitualmente mais elevados que o fator VIII.

Os fatores de contato (XI, XII, cininogênio de alto peso molecular/HMWK e precalicreína/PK) são reduzidos ao nascimento, com valores crescentes até o 6º mês de vida, quando atingem valores aproximados aos do adulto, apesar de ainda em níveis inferiores. Isso pode contribuir para o tempo de protrombina parcial ativada (TTPa) alargado no início da vida.

O número de plaquetas, ao nascimento, também é comparável com os valores em adultos, assim como o volume plaquetário médio. Mas a função delas é debilitada no início da vida. É evidente uma disfunção plaquetária nas primeiras 2 a 4 semanas de vida. Nos testes de função plaquetária *in vitro*, tanto de pacientes nascidos a termo como prematuros, as plaquetas nessa fase da vida apresentam uma fraca resposta a uma variedade de agonistas. Isso resulta em degranulação em menor quantidade, com menos expressão dos sítios de ligação para o fibrinogênio, com uma agregação deficiente. No entanto, testes *in vivo* não demonstraram disfunção plaquetária.

Alguns testes que avaliam a hemostasia (tempo de coagulação, analisadores de função plaquetária e tromboelastometria) têm valores menores em neonatos, com formação mais rápida do coágulo, quando comparados aos valores no adulto. Isso sugere que pacientes pediátricos têm hemostasia primária eficiente com boa ativação plaquetária. Esse dado inesperado pode ser explicado pelo papel importante que o FvW desempenha na hemostasia neonatal. O FvW é essencial para adesão plaquetária ao endotélio vascular, via ligação com a glicoproteína Ib presente na plaqueta, e sua subsequente ativação. Neonatos apresentam maiores níveis de FvW circulante, assim como maior porcentagem de grandes multímetros do FvW, as moléculas mais efetivas e estáveis para promoção dessa adesão plaquetária necessária na hemostasia primária.

Fatores anticoagulantes

Apesar desses aparentes déficits em todo o sistema de coagulação, o período neonatal é um estado de hipercoagulação, uma vez que os fatores anticoagulantes estão diminuídos entre 30-50% no recém-nascido, a termo ou pré-termo. Os níveis de antitrombina III (AT) e proteína S atingem os valores normais com cerca de 3 meses, enquanto os níveis de proteína C e plasminogênio só atingem os níveis de adulto após 6 meses de idade.

O plasminogênio do neonato apresenta diferenças quantitativas e qualitativas quando comparado ao plasminogênio do adulto. Ao nascer, os níveis plasmáticos são cerca de 50% menores do que o normais na vida adulta e só atingem os valores finais em torno dos 6 meses de idade. Qualitativamente, o plasminogênio neonatal tem menor cinética de ativação pelo fator ativador tecidual (tPA), com necessidade de até cinco vezes mais tPA para uma ativação igual do plasminogênio adulto. Apesar disso, o tPA de neonatos tem concentrações menores que nos adultos. De maneira controversa, o inibidor do ativador de plasminogênio (PAI) tem valores normais ou elevados ao nascer. Isso indica que terapia fibrinolítica nessa população pode exigir doses maiores de ativadores para induzir a um estado de fibrinólise adequado.

O inibidor da via do fator tecidual (TFPI) tem valores mais baixos ao nascimento e assim permanece por toda a infância. O TFPI regula a fase de iniciação da hemostasia secundária do modelo celular ao inibir as ações do complexo fator tecidual-fator VII ativado. Esse mecanismo é essencial para evitar uma coagulação disseminada, e não há doenças descritas com deficiência do TFPI, possivelmente incompatível com a vida. Valores reduzidos desse fator na população pediátrica favorecem alterações protrombóticas.

A alfa-2-macroglobulina (α2M), proteína inibidora da trombina de importância secundária em adultos, tem valores elevados em recém-nascidos, podendo atingir o dobro dos valores plasmáticos considerados normais em adultos. Alguns investigadores sugerem que níveis elevados dessa proteína no plasma dos neonatos podem compensar os níveis baixos de outros fatores anticoagulantes. Estudos comprovam que a α2M tem maior atividade e importância que a antitrombina no plasma de crianças, quando comparado ao plasma de adultos.

De maneira resumida, a população pediátrica apresenta tendência pró-coagulante compensada pela menor concentração de fatores de coagulação e uma capacidade reduzida de gerar trombina. O resultado dessas alterações é um estado de equilíbrio diferente (anterior à maturação do sistema) que evita sangramento ou coagulação em excesso.

TABELA 1 Alteração dos fatores de coagulação no neonato, comparado com adultos

Componente	Funções neonatais	Efeitos globais na hemostasia
Fatores de coagulação	↓ FII, FVII, FIX, XI, XII ↔ Fibrinogênio, FV ↑ FVII	Geração de trombina diminuída
Hemostasia primária	↑ Fator de von Willebrand ↓ Função plaquetária	Hemostasia primária aprimorada
Fibrinólise	↓ Plasminogênio, tPA, alfa-2-antiplasmina ↑ PAI	Estado hipofibrinolítico
Inibidores de coagulação natural	↓ AT, PC, PSC	Capacidade reduzida de inibir as proteínas de coagulação ativada

Fonte: Lippi et al., 2007.

ALTERAÇÕES PATOLÓGICAS

A doença hemorrágica por deficiência de vitamina K (VKDB, do inglês *vitamin K deficiency bleeding*) é uma desordem que tem apresentado redução em sua incidência em neonatos devido à suplementação obrigatória de vitamina K ao nascimento. Neonatos são mais propensos a desenvolver essa deficiência por terem pouca reserva de vitamina K ao nascer e ingesta reduzida dela. O diagnóstico é sugerido por um RNI ≥ 4 ou TP ≥ 4 vezes o valor de referência, na presença de contagem normal de plaquetas e de fibrinogênio. A confirmação diagnóstica depende da dosagem dos fatores dependentes da vitamina K, II, VII, IX e X, que têm seus valores rapidamente corrigidos pela administração de 1 mg de vitamina K parenteral.

A VKDB pode ser classificada pela etiologia (em primária ou secundária) ou pela idade de início (em clássica ou tardia). Na forma primária, nenhuma outra causa além da amamentação pode ser demonstrada. A forma secundária geralmente tem uma causa subjacente como uso de medicações ou doenças disabsortivas. A forma clássica ocorre entre 24 horas e 7 dias de vida, associada a amamentação atrasada ou insuficiente, e o sangramento mais comum é gastrintestinal, dos sítios de punção ou coto do cordão umbilical, podendo ser mais grave e causar hemorragia intracraniana em alguns casos. A forma tardia ocorre entre 2 e 12 semanas de vida e tem apresentação mais severa, com hemorragia intracraniana em 50% dos casos. Neonatos com colestase ou síndromes disabsortivas estão em maiores riscos.

A doença de von Willebrand (DvW) é a doença hemorrágica hereditária mais comum, que afeta até 1% da população. É caracterizada por alterações do FvW, resultando em adesão e agregação planetária deficientes. Nos tipos 1 e 3, o defeito é qualitativo, enquanto o tipo 2 trata de alterações quantitativas. O FvW, em condições normais, exerce um papel crítico na adesão plaquetária ao endotélio lesado. A DvW caracteriza-se por formação fácil de hematomas, epistaxes recorrentes e hemorragias. Os testes de coagulação de rotina não ajudam no diagnóstico, assim como a contagem plaquetária, que podem ser normais. Testes de *screening* envolvem a dosagem do FvW. Atualmente, os testes de função plaquetária são mais adequados para diagnóstico da DvW. Para o tratamento, casos moderados respondem à administração da desmopressina (DDAVP), que aumenta a liberação do FvW pelas células endoteliais, enquanto em casos graves pode ser necessária a reposição de concentrado de FvW:VIII, especialmente no perioperatório.

As hemofilias, apesar de mais raras que a DvW, merecem atenção importante devido ao seu amplo espectro de apresentação clínica. A hemofilia representa deficiência do fator VIII, enquanto a hemofilia B é uma deficiência do fator XI e a hemofilia C, do fator XI. São alterações de transmissão genética, ligadas ao X, por isso são mais prevalentes em homens. A maioria dos casos tem o diagnóstico já na família, porém em até um terço dos casos a mutação genética pode ser ao acaso e não estar ligada a história familiar positiva. Elas causam hemorragias espontâneas, especialmente na infância, envolvendo articulações e músculos. A severidade da doença depende da quantidade do fator de coagulação disponível e tem variação individual. Em geral, os testes padrões de coagulação apresentam um TTPa prolongado, com os demais exames normais. O diagnóstico depende da dosagem específica dos fatores VIII, IX e XI. Na maioria dos casos pré-operatórios, a administração dos fatores específicos exógenos é necessária. Em casos leves de hemofilia A, o uso de DDAVP pode ser suficiente.

Trombofilias hereditárias podem levar a quadros de trombose. Deficiência de proteína C tem incidência de 1:200 a 1:500 indivíduos e, como deficiência de proteína C e S, homozigotos para deficiência de proteína C ou S podem levar a quadros fatais de púrpura fulminante-*like*, com trombose microvascular da derme seguida de hemorragia perivascular, ou a quadros de complicações trombóticas que ocorrem durante o período neonatal. Níveis elevados de lipoproteína A e hiper-homocisteinemia, resultados tardios de desnutrição materna ou alteração genética relacionada ao gene da metilfolato redutase também são fatores de risco. Outras desordens raras como disfibrinogenemia ou hipo/displasminogenemia e deficiência do cofator II da heparina também têm sido associados a trombose venosa.

O fator de risco adquirido mais importante para trombose no período neonatal são dispositivos de acessos venoso e arterial. Cardiopatias congênitas com necessidade de correção cirúrgica e síndrome do desconforto respiratório também aumentam o risco de eventos tromboembólicos. Outros fatores incluem desidratação, sepse, insuficiência cardíaca, síndrome nefrótica congênita, enterocolite necrosante e asfixia neonatal. Em casos de varicela, os aumentos de anticorpos anticardiolipina e antifosfolípides, habitualmente assintomáticos, também parecem ter papel potencial na população pediátrica com trombose venosa sintomática ou isquemia cerebral.

Crianças entre 1 e 16 anos têm 25% menos habilidade de formar trombina, comparadas com adultos. A incidência de trombose venosa nessa população é extremamente baixa (0,05-0,08%). Na adolescência, a fisiologia do sistema de coagulação atinge a maturidade. Nessa população, fatores adicionais como tabagismo, obesidade, gravidez e uso de contraceptivos orais tornam-se relevantes. Como resultado de todos esses fatores, *guidelines* atuais recomendam tromboprofilaxia em adolescentes em idades pós-puberais.

Desordens hemorrágicas incluem deficiência dos fatores VIII, IX, V, VII, XI, X e XIII, assim como de protrombina, fibrinogênio e alfa-2-antiplasmina. Distúrbios primários também incluem distúrbios quantitativos ou qualitativos das plaquetas e desordens relacionadas ao FvW. Outras complicações hemorrágicas que podem acontecer no período neonatal incluem coagulação intravascular disseminada, secundária a sepse ou hipóxia, trombocitopenia ou alterações hepáticas.

Neonatos também apresentam fatores de risco hereditários ou adquiridos que podem levar a eventos tromboembólicos, de origem venosa ou arterial. Os fatores de risco protrombóticos nessa faixa etária incluem deficiência de proteína C e S e antitrombina, assim como mutações do fator V de Leiden, que causam resistência na ativação da proteína C. Esses fatores não estão ligados somente à trombose em Pediatria; também podem estar relacionados à restrição de crescimento intrauterino e hemorragia intraventricular em pacientes prematuros.

Estudos comparativos entre o plasma de neonatos sadios e doentes evidenciou deficiência de fatores antitrombóticos, não somente níveis diminuídos de AT como de α2M, com prejuízo na inibição normal da trombina. Essa deficiência de proteínas pode explicar as tromboses de grandes vasos encontrada em pacientes neonatais críticos que passam por grandes cirurgias e longos períodos de recuperação pós-operatória.

EXAMES E AVALIAÇÃO COMPLEMENTAR

Os exames disponíveis e os valores de referência determinados para a população pediátrica podem ter variações, especialmente a depender da idade e peso do paciente. Sexo e gênero também são fatores que levam a valores de referência diferentes em casos específicos. Estudos recentes afirmam que, apesar disso, valores de referência para os exames específicos por gênero não são necessários. Também devemos lembrar da limitação ética para estudos e exames para a determinação dos valores normais e intervalo de referência em populações hígidas especiais como essa, assim como da dificuldade técnica de realização de testes com amostras de sangue muito menores que as habitualmente feitas na população adulta.

O sistema hemostático humano atinge o grau máximo de maturação entre 1 e 16 anos. Os testes de *screening* para distúrbios de coagulação e os fatores de coagulação são quase idênticos aos do paciente adulto. No entanto, é importante lembrar que os valores médios de alguns fatores podem estar diminuídos nessa população, como visto anteriormente (fatores II, V, VII, IX, X, XI e XII).

Weidhofer et al., em um estudo multicêntrico recente, sugere que os intervalos de referência dos exames de coagulação sejam estipulados em faixas etárias especiais. Devemos avaliar os exames dentro das faixas esperadas para cada mês de vida, até o primeiro ano, e depois de forma anual, do 1º ao 18º ano de vida. Dessa forma, os exames têm um intervalo de referência mais fidedigno com as alterações esperadas durante o desenvolvimento do sistema hemostático. Ao avaliar o primeiro ano de vida de maneira mensal, corre-se menos risco de generalizações de um período que se sabe ter uma ampla variação no desenvolvimento do sistema de coagulação sanguíneo. Devido às alterações descritas do sistema fibrinolítico, crianças de 1 a 5 anos podem ter valores elevados de trombomodulina solúvel, complexo trombina-antitrombina e D-dímero.

Os testes laboratoriais padrões (TP e TTPa) estão prolongados no início da infância porque dependem fortemente da concentração dos fatores de coagulação. No entanto, neonatos saudáveis não apresentam tendências hemorrágicas. Em contraste, testes viscoelásticos apresentam um início da coagulação acelerado após a ativação extrínseca (EXTEM) e melhor propagação do coágulo, enquanto a firmeza do coágulo (*clot strength*) é similar à do adulto. O TP e TTPa não apresentam boa correlação com CT. Em crianças com idade entre 0 e 3 meses de idade, a ativação pela via intrínseca (INTEM) também apresenta tempos menores, com formação acelerada do coágulo e a firmeza mais intensa que os valores encontrados em adultos.

Tempo de protrombina

O TP usualmente é menor nos primeiros dias de vida (de recém-nascido a termo e pré-termo) e atinge valores comparados com os de adultos no 4º dia de vida. Pode estar levemente prolongado em toda a infância em decorrência da concentração plasmática do fator II estar reduzida (10 a 20% menor que no adulto), assim como em decorrência da redução do fator VII.

Quando analisado de forma contínua, o TP apresenta valores ligeiramente mais elevados nos primeiros meses e depois permanece quase inalterado do 1º ano de vida até os 18 anos. A partir de 12 anos de vida, observa-se uma discreta diferença entre os valores na população masculina e feminina, sendo os valores maiores encontrados nos homens.

Tempo de tromboplastina parcial ativada

O TTPa apresenta-se alargado ao nascimento e atinge valores similares aos de adultos com 3 meses de vida, para os nascidos a termo, podendo demorar até 6 meses para isso. Na infância e adolescência, o TTPa apresenta redução discreta ao longo dos anos, num padrão sem diferença entre gêneros.

Testes viscoelásticos

As diferenças que merecem destaque na população pediátrica são: o CT (tempo de início de formação do coágulo) é mais largo e atinge valores mais altos na via intrínseca (INTEM), enquanto é menor na via extrínseca (EXTEM) pelo ROTEM, especialmente em crianças de 0 a 3 meses. O ângulo alfa e o MCF (*maximum clot firmness*) são maiores em crianças de 0-3 meses quando comparados com crianças com mais de 3 meses. O A10 (amplitude do coágulo com 10 minutos) tem boa correlação com MCF (firmeza máxima do coágulo) em todos os testes. O MCF também apresenta correlação com a idade gestacional, atingindo níveis médios de 60 mm em neonatos a termo. De modo geral, o A10 tem boa correlação com MCF em todas as faixas etárias e pode ser usado como guia terapêutico. Crianças com 4-24 meses apresentam menor CT, que indica menor reserva quando expostos a hemodiluição ou perda sanguínea.

Estudos recentes avaliaram os pacientes em que o EXTEM apresentava valores sugestivos de lise do coágulo (como *clot lysis index 60* < 80-85%), com realização de outros exames. O APTEM realmente confirmou um aumento na lise do coágulo, enquanto a dosagem do fator XIII evidenciou valores normais dentro dos valores de referência. Oswald et al. estudaram o FIBTEM de diversas faixas etárias e encontraram valores diferentes entre os grupos. Os menores valores de FIBTEM foram encontrados em crianças com idade entre 13 e 24 meses de idade (Tabela 2).

Nesse mesmo estudo, os autores correlacionaram os testes viscoelásticos com os exames mais rotineiros de avaliação da coagulação e encontraram que o TTPa tem uma correlação fraca com o CT prolongado no INTEM, enquanto o TP não apresentou correlação com o EXTEM. A dosagem do fator XIII, do fibrinogênio e contagem de plaquetas mostraram forte correlação com o MCF tanto no INTEM como no EXTEM. A contagem de plaquetas ainda apresenta forte correlação com uma rápida formação do coágulo (ângulo alfa e MCF). Como a maioria das alterações no sistema hemostático acontece no primeiro ano de vida, os valores de referência de adultos podem ser extrapolados para crianças a partir de 1 ano de idade.

Testes com tromboelastografia confirmaram que existe uma diferença funcional entre o fibrinogênio adulto e fetal. Nos adultos, existe uma correlação ótima entre o valor de amplitude máxima do coágulo após uso de inibidores da glicoproteína IIb/IIIa (GP IIb/IIIa), que impede a interação da plaqueta com fibrinogênio. Essa

TABELA 2 Valores de referência para o FIBTEM por idade

Mediana e intervalos de referência (percentis 2,5% e 97,5%) para o ensaio ROTEM FIBTEM		
Parâmetros ROTEM®	A10 (mm)	MCF (mm)
Mediana Intervalos de referência em adultos	14 9-24	16 9-25
0-3 anos (n = 51)		
Mediana Intervalos de referência	13 8-22	14 8-23
4-12 anos (n = 53)		
Mediana Intervalos de referência	12 6-24	12 7-25
13-24 anos (n = 52)		
Mediana Intervalos de referência	11 5-24	12 6-24
2-5 anos (n = 70)		
Mediana Intervalos de referência	12 7-22	13 7-23
6-10 anos (n = 79)		
Mediana Intervalos de referência	11 7-21	12 7-22
11-16 anos (n = 50)		
Mediana Intervalos de referência	12 7-22	13 8-24

A10: amplitude do coágulo em 10 minutos; MCF: firmeza máxima do coágulo.

O teste de Kruskal-Wallis mostrou diferenças idade-relacionadas gerais para A10 (P = 0,03) e MCF (P = 0,042) (n = 355).

Fonte: Oswald et al., 2010.

correlação é perdida em pacientes com menos de 1 ano de idade, o que indica um estado de disfunção do fibrinogênio nessa faixa etária. Não há evidência de qualquer correlação entre valores de hemoglobina e os testes realizados pelo ROTEM.

Analisadores de função plaquetária e contagem plaquetária

Testes específicos de função plaquetária, como PFA-100, podem apresentar melhores valores devido à melhor adesão plaquetária mediada pelo FvW. Crianças com idade entre 0 e 3 meses apresentam maior número de plaquetas. Após essa idade, em geral, o número e volume médio planetários não são diferentes dos encontrados em adultos saudáveis, porém têm uma função diminuída nas primeiras 2-4 semanas de vida. A contagem plaquetária, inclusive, tem uma boa correlação com o CT e MCF do ROTEM.

Dosagem de fibrinogênio

A dosagem do fibrinogênio em crianças traz valores similares aos do adulto saudável. A diferença é qualitativa, e uma avaliação funcional pode ser feita nos testes viscoelásticos, como o FIBTEM (já discutido).

MENSAGEM FINAL

Algoritmos de transfusões guiados pelo uso de testes viscoelásticos em crianças demonstraram uma estratégia viável e com melhores desfechos no manejo do sangramento perioperatório e uso racional dos hemoderivados. Parâmetros que medem o início e a propagação da coagulação e a polimerização do fibrinogênio (INTEM, FIBTEM) apresentam valores que variam com a idade, enquanto parâmetros que medem a via extrínseca, a firmeza do coágulo e a fibrinólise (EXTEM, CT) são similares entre pacientes pediátricos nas diferentes faixas etárias.

A estratégia mundial *Patient Blood Management* (PBM) é uma abordagem multidisciplinar para otimizar o manuseio da transfusão de fluidos e hemoderivados focada no paciente que tem sido usada mundialmente na assistência ao paciente adulto e mostrou ter desfechos favoráveis na população pediátrica também. Seu uso é incentivado, e ter o conhecimento das alterações presentes nessa faixa etária, assim como das diferenças nos exames disponíveis para avaliar o sistema de hemostasia e coagulação, é primordial para o sucesso dessa terapia.

Ao final deste capítulo, deixamos um algoritmo proposto pelo University Children's Hospital de Zurique para abordagem de sangramento em crianças submetidas a cirurgias não cardíacas, guiada pelo ROTEM, que pode servir de sugestão de como aplicar o PBM na prática (Figura 2).

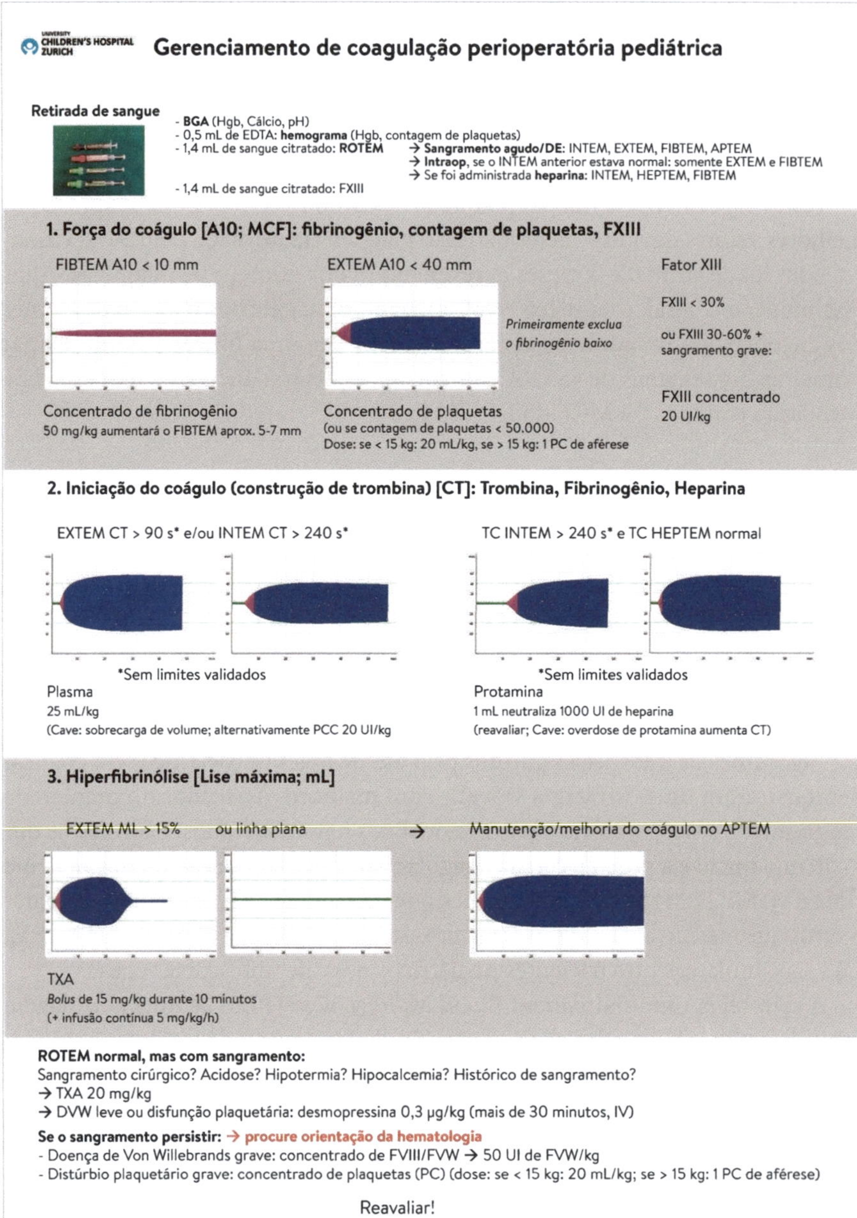

FIGURA 2 Manejo perioperatório do sangramento em crianças submetidas a cirurgias não cardíacas, proposto pelo University Children's Hospital de Zurique.

Fonte: Haas e Faraoni, 2020.

REFERÊNCIAS BIBLIOGRÁFICAS

1. Oswald E, Stalze B, Heitz E, Weiss M, Schmugge M, Strasak A, et al. Thromboelastometry (ROTEM) in children: age-related reference ranges and correlations with standard coagulation tests. Br J Anaesth. 2010;105(6):827-35.
2. Lippi G, Franchini M, Montagnana M, Guidi GC. Coagulation testing in pediatric patients: the young are not just miniature adults. Semin Thromb Hemost. 2007;33(8):816-20.
3. Guzzetta NA, Miller BE. Principles of hemostasis in children: models and maturation. Paediatr Anaesth. 2011;21(1):3-9.
4. Weidhofer C, Meyer E, Ristl R, Wiedemann H, Cadamuro J, Kidman U, et al. Dynamic reference intervals for coagulation parameters from infancy to adolescence. Clin Chim Acta. 2018;482:124-35.
5. Haas T, Goobie S, Spielmann N, Weiss M, Schmugge M. Improvements in patient blood management for pediatric craniosynostosis surgery using a ROTEM-assisted strategy: feasibility and costs. Ped Anesth. 2014;24(7):774-80.
6. Kamyszek RW, Leraas HJ, Reed C, Ray CM, Nag UP, Poisson JL et al. Massive transfusion in the pediatric population: a systematic review and summary of best-evidence practice strategies. J Trauma Acute Care Surg. 2019;86(4):744-54.
7. Hochart A, Pierache A, Jeanpierre E, Laffargue A, Susen S, Gourmand J. Coagulation standards in healthy newborns and infants. Arch Ped. 2021;28(2):156-8.
8. Haas T, Faraoni D. Viscoelastic testing in pediatric patient. Transfusion. 2020;60:75-85.
9. Brasil. Ministério da Saúde (MS). Atenção à saúde do recém-nascido: guia para os profissionais de saúde, 2. ed. Brasília: MS; 2014.
10. Lippi G, Franchini M. Vitamin K in neonate: facts and myths. Blood Transfus. 2011;9(1): 4-9.

8

Manejo do sangramento no trauma

Matheus Fecchio Pinotti
Felipe Pinn de Castro

DESTAQUE DO TEMA

1. A coagulopatia do trauma é multifatorial, sendo a hiperfibrinólise característica nos casos de trauma grave, acompanhado da hipofibrinogenemia.
2. Exames para monitorização e correção da coagulopatia devem ser coletados o quanto antes e de forma repetida, caso necessário.
3. Estratégias de terapias guiadas por metas devem ser adotadas no tratamento da coagulopatia do trauma.
4. O ácido tranexâmico deve ser indicado o mais precoce possível, sem a necessidade da comprovação de hiperfibrinólise de forma laboratorial.
5. A reposição de fibrinogênio em pacientes graves deve ser realizada.
6. Medidas não transfusionais, como manutenção da normotermia e normocalcemia, devem ser lembradas sempre.
7. Métodos viscoelásticos têm papel importante na monitorização e no tratamento da coagulopatia do trauma. Na sua ausência, os exames laboratoriais devem ser utilizados igualmente.

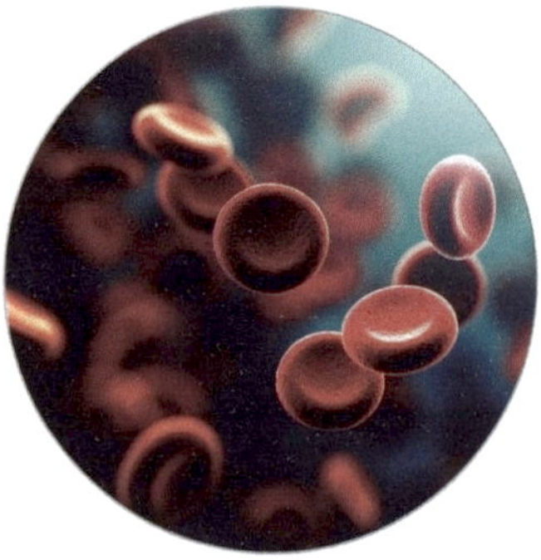

INTRODUÇÃO

O trauma é causa frequente de óbitos e sequelas funcionais definitivas em adultos jovens ao redor do mundo. Apesar dos avanços em ressuscitação, tratamentos cirúrgicos e terapia intensiva, o choque hemorrágico e suas complicações continuam sendo uma das maiores causas de mortes evitáveis no trauma. Um dos grandes desafios no manejo do sangramento no trauma é a correção das coagulopatias, sejam elas causadas pela hemorragia maciça, ou por inúmeras alterações da homeostase que acompanham o paciente vítima de trauma.

A coagulopatia do paciente politraumatizado resulta de alterações fisiológicas como acidose e hipotermia, compondo o que se conhece como "tríade letal". A acidose do trauma geralmente decorre de perfusão periférica inadequada, metabolismo anaeróbio e produção de ácido láctico, secundários ao choque hipovolêmico. Além disso, pacientes em choque hemorrágico recebem grandes quantidades de solução endovenosa, o que, associado à exposição do paciente ao ambiente, diminui sua temperatura de maneira importante. Pacientes que serão submetidos a intervenções cirúrgicas para tratamento definitivo da hemorragia têm risco aumentado de hipotermia, decorrente de exposição adicional a baixas temperaturas na sala de cirurgia e ação dos anestésicos gerais levando a coagulopatia.

A hemodiluição secundária à expansão volêmica também é causa comum de coagulopatia. Soluções cristaloides em excesso e hemocomponentes estocados por mais tempo contribuem para alterações importantes da coagulação. Mesmo na ausência desses fatores, vários pacientes apresentam alterações da coagulação, frequentemente descritas na literatura como coagulopatia induzida pelo trauma (CIT). Trata-se de um estado de ativação da fibrinólise associado a alterações da hemostasia que ocorrem prévia e independentemente da presença de acidose, hipotermia e hemodiluição.

A hipoperfusão associada ao choque causa uma série de alterações endoteliais. A degradação do glicocálix prejudica a barreira endotelial e libera uma série de mediadores com ação anticoagulante e outros que levam à hiperfibrinólise, elevando níveis de D-dímero plasmático. Há uma ativação excessiva de proteína C, depletando seus estoques. Além das ações pró-coagulantes, estudos sugerem que a proteína C tem efeitos anti-inflamatórios e citoprotetores. O esgotamento dos níveis de proteína C, então, causariam um estado de hipocoagulabilidade, aumento da incidência de infecções e diminuição da imunidade celular. O número de plaquetas tem uma função importante na coagulopatia do trauma. Fazem parte dos primeiros mecanismos hemostáticos e sua contagem e função estão inversamente relacionadas à morbimortalidade no trauma, mesmo naqueles pacientes nos quais a contagem de plaquetas está normal.

Independentemente da etiologia, a coagulopatia no trauma está associada a altas taxas de transfusão, tempo de ventilação mecânica e de permanência em terapia intensiva, alta incidência de disfunção orgânica e, consequentemente, morbimortalidade elevada.

DIAGNÓSTICO

Choque

Pacientes vítimas de trauma são inicialmente avaliados através da sequência ABCDE do atendimento primário, proposto pelo American College of Surgeons e mundialmente difundido através de seu curso ATLS® (*Advanced Trauma Life Support* – Suporte Avançado de Vida no Trauma). O sangramento está associado diretamente à letra C, que significa circulação. Entretanto, a depender da gravidade, a hemorragia pode demandar abordagem inicialmente das vias aéreas (A) e da ventilação (B), para depois abrir espaço para a ressuscitação volêmica. O diagnóstico inicial do choque hipovolêmico, além dos parâmetros fisiológicos classicamente descritos, passou a contar com a avaliação do déficit de base obtido da gasometria arterial (Tabela 1).

O índice de choque (IC) – razão entre a frequência cardíaca e a pressão arterial sistólica (PAS) – também é um excelente parâmetro diagnóstico e de acompanhamento da ressuscitação do paciente com traumatismo grave. Valores maiores que 0,9 foram associados a risco aumentado de transfusão maciça, intervenção

TABELA 1 Estimativa da perda sanguínea de acordo com sinais e sintomas iniciais do paciente

Parâmetro	Classe I	Classe II	Classe III	Classe IV
Perda sanguínea aproximada	< 15%	15-30%	31-40%	> 40%
Frequência cardíaca	↔	↔/↑	↑	↑/↑↑
Pressão arterial	↔	↔	↔/↓	↓
Pressão de pulso	↔	↓	↓	↓
Frequência respiratória	↔	↔	↔/↑	↑
Débito urinário	↔	↔	↓	↓↓
Escala de coma de Glasgow	↔	↔	↓	↓
Déficit de base	0 a -2 mEq/L	-2 a -6 mEq/L	-6 a -10 mEq/L	< -10 mEq/L
Necessidade de transfusão	Monitorizar	Possível	Sim	Maciça

Fonte: adaptada de American College of Surgeons, 2018.

cirúrgica e radiológica no paciente com hemorragia por trauma. Outrossim, os níveis de hemoglobina e hematócrito são importantes para guiar a reposição de hemácias, principalmente quando realizadas periodicamente.

Coagulopatia

Além das alterações hemodinâmicas, o choque hipovolêmico do trauma causa alterações importantes da hemostasia. Testes laboratoriais convencionais, como tempo de protrombina (TP), razão normalizada internacional (INR) e tempo de tromboplastina parcial ativada (TTPa), com valores 1,5 vez o normal e contagem de plaquetas abaixo de 50.000/mm^3, são indicativos de coagulopatia e necessidade aumentada de hemocomponentes.

RESSUSCITAÇÃO VOLÊMICA E TRANSFUSÃO

A ressuscitação volêmica é uma das condutas mais comuns e importantes no manejo do paciente crítico hipovolêmico, e, a depender da estratégia, esta pode interferir na coagulação. Além da reposição de fluidos, estratégias de controle pressórico também podem ser adotadas, visando a uma menor perda de sangue.

A abordagem inicial de pacientes vítimas de trauma em choque hipovolêmico utiliza-se dos conceitos de hipotensão permissiva com restrição da reposição volêmica, guiados por um alvo de PAS entre 80 e 90 mmHg (com pressão arterial média – PAM – entre 50 e 60 mmHg). Essa estratégia tem como objetivo minimizar a perda sanguínea e com isso reduzir as necessidades transfusionais, e deve ser limitada até que a hemostasia cirúrgica seja alcançada. Porém, essa estratégia não deve ser adotada em pacientes vítimas (ou suspeitos) de trauma cranioencefálico (TCE) ou lesões medulares, pois a adequação da pressão de perfusão é necessária para garantir uma adequada perfusão tecidual do sistema nervoso lesionado. Dessa forma, os alvos pressóricos são maiores, com alvos de PAM de 80 mmHg devendo ser mantidos. Além disso, estratégias de hipotensão permissiva devem ser cautelosamente consideradas em pacientes idosos e/ou portadores de hipertensão arterial crônica, podendo ser contraindicadas nesses casos. Caso esses valores pressóricos não sejam alcançados com reposição volêmica, o uso de vasopressores (noradrenalina) está indicado, com o uso de dobutamina indicado em casos de disfunção miocárdica.

Além dos alvos pressóricos, o tipo de fluido também pode interferir no *status* da coagulação. A lesão da camada glicocálice, assim como a composição dos diversos tipos de fluidos, pode explicar essas variações. O conceito geral é que essa reposição deve ser feita baseada em soluções cristaloides inicialmente, preferivelmente cristaloides balanceados, já que o uso de soluções salinas em grandes quantidades pode desencadear estados de acidose metabólica (entre outras consequências deletérias), prejudicando a coagulação. Caso a solução salina seja utilizada, esta deve ser limitada a cerca de 1-1,5 L. As soluções hipotônicas devem ser evitadas, especialmente em casos de TCE, devido ao desvio do fluido para o parênquima cerebral, piorando a lesão cerebral. Atenção deve ser dada ao uso das soluções balanceadas (sendo o Plasma Lyte a mais comum em nosso meio) quanto à sua composição, já que podem não conter cálcio em sua composição. Caso sejam empregadas, a reposição desse íon deve ser feita.

Os coloides parecem ser mais eficientes em restaurar o volume intravascular, mas, com a lesão da camada glicocálice (presente no trauma), a eficácia e segurança destes fica comprometida. Além disso, as moléculas insolúveis dos hidroxietilamidos (conhecidos como HES) podem depositar e acumular em tecidos, prejudicando a filtração glomerular e associados a um maior risco de falência renal. Também estão associados a uma redução na concentração dos fatores de coagulação e prejudicam a função plaquetária, piorando a coagulopatia. As gelatinas também são associadas a piora do *status* da coagulação do paciente, além de maior incidência de anafilaxia. Assim, essas moléculas sintéticas são associadas a um maior volume transfusional quando comparados aos cristaloides. Em pacientes vítimas de TCE, albumina esteve ligada a maior mortalidade.

Além da reposição volêmica, transfusões e hemostáticos também serão necessários em grandes traumas. A transfusão de concentrados de hemácias (CH) melhora o *status* volêmico e restaura a capacidade de transporte de oxigênio na ressuscitação do choque hemorrágico (otimizando a oferta de oxigênio aos tecidos), porém sua indicação deve visar corrigir a queda dos valores de hemoglobina (Hb) e hematócrito (Ht), e não como estratégia de reposição volêmica. Mas quando transfundir? Quando procuramos por *triggers* transfusionais, a maioria dos trabalhos de boa qualidade vem de cirurgias cardíacas, ortopédicas e pacientes críticos, mas devemos ter em mente que estratégias mais restritivas apresentam melhores resultados do que as liberais. A correção do choque hemorrágico deve ser rápida, e a antecipação das transfusões pode ser necessária para evitar uma queda expressiva da oferta de oxigênio aos tecidos, não adotando apenas os valores de Hb como único preditor de transfusão. Isso se deve ao fato de que, diante de grandes sangramentos, a queda nos valores não acompanha a gravidade e intensidade da hemorragia, além da demora na realização dos exames, levando a atraso na transfusão e piora no desfecho.

Um cuidado especial deve ser dado aos pacientes vítimas de TCE, devido ao risco de isquemia durante a anemia aguda associada ao estado de choque e hipoperfusão. Mesmo para esse grupo de pacientes, recentemente estratégias mais restritivas também têm sido defendidas, mas ainda há algumas controvérsias na literatura. De forma geral, valores para transfusão de CH estão entre 7 e 9 g/dL de Hb. Devemos lembrar que as estratégias transfusionais devem ser individualizadas, levando em consideração o *status* do paciente e o decorrer da cirurgia – sendo esta de maior relevância para vítimas de TCE (onde estratégias multimodais de monitorização cerebral podem ajudar na tomada de decisão – como o uso de ultrassonografia da detecção de HIC e/ou a velocidade do sangue na artéria cerebral média).

A reposição precoce de fibrinogênio é peça fundamental no tratamento da coagulopatia do trauma, tendo em vista que esta é caracterizada pela baixa concentração de fibrinogênio e aumento da atividade fibrinolítica. Essa estratégia é fortalecida com base na fisiologia, ao lembrarmos da relevância do fibrinogênio no processo de coagulação e sua representatividade entre os fatores de coagulação. Sua administração é indicada quando sua concentração plasmática se encontra inferior a 150 mg/dL (dosado pelo método de Clauss) ou evidências de hipofibrinogenemia nos testes viscoelásticos. As principais fontes para reposição de fibrinogênio são o crioprecipitado (Crio), um hemocomponente, e o concentrado de fibrinogênio (CF), um hemoderivado; a preferência pelo uso de CF é explicada por sua rapidez na administração e redução expressiva nas reações adversas. O plasma fresco congelado (PFC) tem todos os fatores de coagulação e comparativamente menor concentração de fibrinogênio que o Crio, com maior volume a ser administrado, necessitando de maior tempo e volume para alcançar a mesma dosagem de fibrinogênio; assim, é evitado na correção da hipofibrinogenemia. As doses iniciais para correção da coagulopatia são de 3 a 4 g de CF ou 15 a 20 mL/kg de Crio – as doses subsequentes devem ser avaliadas e podem ser necessárias, a depender da gravidade.

O PFC acaba por ser indicado na reposição de fibrinogênio apenas na ausência de Crio e CF. Além disso, quando uma estratégia de protocolos de transfusão maciça é adotada, ele também é indicado (pelo volume significativo transfundido, a quantidade de fibrinogênio será suficiente), assim não utilizando Crio. Para isso, as proporções são de 1:1:1 ou 1:1:2. Porém, o que observamos na literatura é que a utilização do PFC é associada a diversos riscos e piora no prognóstico dos pacientes. O complexo protrombínico (CPT) é uma boa alternativa à sua utilização (contendo fatores II/VII/IX/X), tendo como principal indicação a correção no déficit de geração de trombina, uma vez que não há evidência de hipofibrinogenemia. Porém, o uso liberal do CPT deve ser evitado, pois o aumento exagerado da geração de trombina ao longo dos dias pode levar a eventos tromboembólicos. O CPT também tem espaço em pacientes vítimas de trauma usuários de anticoagulantes, mas esse assunto é abordado em outro capítulo deste livro.

A transfusão de plaquetas acaba tendo um peso menos intenso, pelo menos nos primeiros momentos do atendimento do paciente politraumatizado. Frequentemente seus valores encontram-se próximo ao normal na admissão hospitalar (talvez pelos mesmos motivos dos valores de hemoglobina), podendo diminuir drasticamente após 1 a 2 horas após a ressuscitação hemostática e declinar continuamente depois disso. As transfusões de plaquetas visam manter seus valores acima de 50.000 (todavia, podemos perceber que algumas vezes valores pouco inferiores a esses são toleráveis) e, em casos de vítimas de TCE, valores acima de 100.000. Habitualmente, 1 unidade para cada 10 kg de peso do paciente (ou 6 a 8 unidades de plaquetas) ou ainda 1 aférese de plaquetas são indicadas inicialmente para a correção da plaquetopenia, subindo em aproximadamente 40.000 plaquetas.

Independentemente de qualquer *trigger* transfusional ou dos resultados laboratoriais, devemos tratar o sangramento clínico, e não resultados de exames ou transfusões "profiláticas". Além disso, devemos nos ater às doses propostas. Dessa forma, seremos capazes de minimizar os riscos transfusionais e/ou relacionados ao tratamento hemostático.

MONITORIZAÇÃO

Dosagens de Hb e Ht são peças básicas para o diagnóstico em pacientes com trauma hemorrágico. Seus baixos valores estão associados a maior necessidade transfusional e baixos níveis de fibrinogênio. A maior limitação no seu uso vem da influência da ressuscitação volêmica e do desvio fisiológico do fluido intersticial para o componente vascular. Como valores de Hb próximos ao normal podem aparecer em exames iniciais (podendo mascarar o sangramento), medidas seriadas devem ser realizadas, uma vez que aumentam a sensibilidade desses parâmetros. Os valores de Hb devem ser mantidos entre 7 e 9 mg/dL.

Independentemente do tipo de monitorização hemostática adotada, esses exames devem ser coletados precocemente (logo após sua chegada) e de forma repetida. Os exames de coagulação convencionais usualmente utilizados são o TP e o INR, TTPa e sua relação, dosagem de fibrinogênio e contagem plaquetária. Diversas críticas são feitas a esses exames, como baixa sensibilidade e especificidade na resposta à ressuscitação, pouca associação com a coagulopatia clínica, não contabilizam a função do endotélio/plaquetas/outros componentes críticos na hemostasia, não avaliam a hiperfibrinólise e principalmente o tempo para a sua disponibilização (entre 45 e 60 minutos). Caso outro sistema de monitorização não esteja disponível, o que reflete a maioria de nossos serviços, estes devem sim ser utilizados e solicitados rapidamente. A frequência com que esses exames são repetidos varia de acordo com o caso, porém podemos recomendar sua recoleta após as intervenções realizadas. Vale ressaltar que correções iniciais devem ser feitas mesmo antes do resultado desses exames.

Em contraste, os métodos viscoelásticos (VE) são exames de sangue total (avaliam os componentes conjuntamente) que fornecem dados capazes de descrever a cinética da formação de um coágulo (ligações da fibrina), até a força máxima do coágulo (função plaquetária) e a quebra do coágulo (fibrinólise). Além disso, o exame pode ser acompanhado em tempo real (considerado *point of care*) e com resultados rápidos, entre 5 e 10 minutos. A adição de reagentes à amostra pode identificar qual componente é o responsável pelo sangramento (ou mesmo mais de 1) e dirigir o tratamento de forma individualizada (evitando transfusões desnecessárias) (Figura 1).

Estratégias guiadas por métodos VE têm ganhado popularidade, devido às vantagens mencionadas anteriormente. Sua utilização, atrelada a protocolos transfusionais, demonstrou uma menor mortalidade, redução de transfusões, menor tempo de internação hospitalar e custo-efetividade. Independentemente da estratégia, as medidas de ressuscitação devem ser guiadas por estratégias de terapia guiada por metas (TGM), por exames convencionais ou por métodos VE.

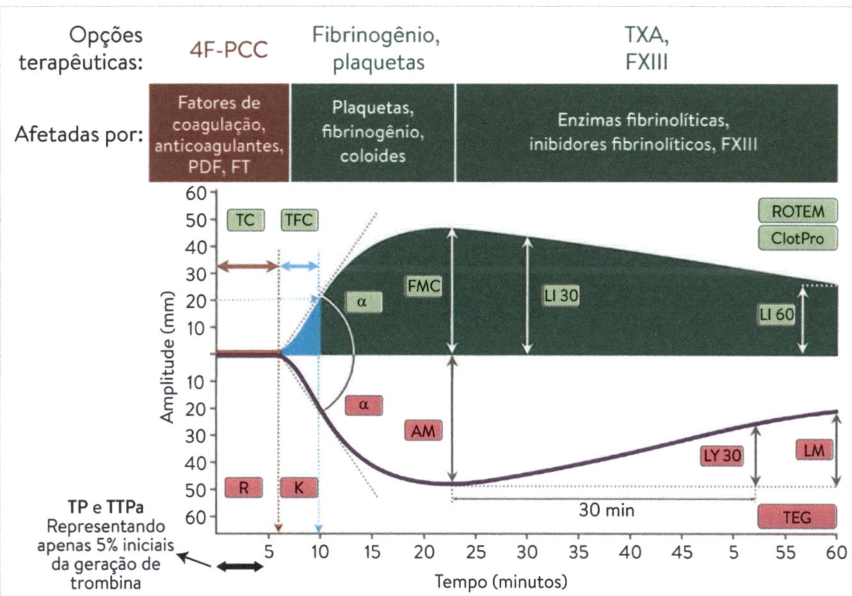

FIGURA 1 Capacidades diagnósticas e terapêuticas método viscoelástico. Nota: o sistema Quantra® não está incluído aqui, já que mede parâmetros comparáveis mas traça curvas completamente diferentes.

AM: amplitude máxima; FMC: firmeza máxima do coágulo; FT: fator tecidual; LI: índice de lise do coágulo; LM: lise máxima; PDF: produtos de degradação da fibrina; TC: tempo de coagulação; TFC: tempo de formação de coágulo; TP: tempo de protrombina; TTPa: tempo de tromboplastina parcial ativada.

Fonte: Lier e Fries, 2021.

MANEJO DA HIPERFIBRINÓLISE

A fibrinólise é um evento fisiológico na hemostasia que evita a formação disseminada de trombos e a consequente isquemia e embolização de tecidos que não tenham sido lesados. No trauma, a fibrinólise pode se manifestar de duas formas distintas: fibrinólise exacerbada ou hiperfibrinólise e fibrinólise inibida ou ausente. A ausência de fibrinólise é um evento de fisiopatologia e tratamento ainda desconhecidos, mortalidade menor em relação à hiperfibrinólise e, geralmente, decorrente da falência de órgãos.

A hiperfibrinólise no trauma é causa de mortalidade elevada no trauma, podendo chegar a 44%, principalmente devido à exsanguinação. Dessa forma, a administração de antifibrinolíticos é de extrema importância no manejo do sangramento em pacientes politraumatizados. O antifibrinolítico mais estudado em vítimas de trauma é o ácido tranexâmico (ATX), análogo da lisina que se liga a domínios específicos do plasminogênio, impedindo o rearranjo de sua forma ativa e, consequentemente, evitando a degradação da fibrina e a dissolução do coágulo. Níveis elevados de evidência suportam o tratamento precoce com ATX em pacientes de trauma, com maior risco benefício naqueles em que a hemorragia é intensa e possivelmente letal.

O tratamento com ATX deve ser iniciado em até 3 horas do trauma. Pode ser administrado em ambiente pré-hospitalar, desde que não retarde o transporte do paciente à unidade de tratamento definitivo. Recomenda-se a dose de 1 g endovenoso em 10 minutos, seguidos da administração de 1 g a cada 8 horas até o controle do sangramento. Observaram-se diminuição importante da mortalidade decorrente de fenômenos hemorrágicos e a diminuição de transfusão nesses pacientes. Além disso, vítimas de TCE leve a moderado foram os que mais se beneficiaram do tratamento com ATX. Os fenômenos tromboembólicos não foram exacerbados nas populações que receberam ATX nos vários estudos realizados.

DIRETRIZES ATUAIS

Várias sociedades médicas elaboraram protocolos visando melhorar o manejo dos pacientes vítimas de trauma. A sexta edição das diretrizes europeias de manejo da hemorragia e da coagulopatia no trauma traz uma extensa e atualizada relação de 39 recomendações – algumas destas ainda reforçadas pela segunda atualização do *guideline* de manejo de sangramento perioperatório da Sociedade Europeia de Anestesiologia. Ambos os artigos foram publicados em 2023. Listaremos aqui, de forma prática, as orientações propostas por essas diretrizes de forma prática e resumida, abrangendo os temas abordados anteriormente.

Orientações gerais

- É recomendado que o IC e/ou a pressão de pulso (PP) sejam utilizados para acessar o grau do choque hipovolêmico e necessidades transfusionais (recomendação 1C).
- A monitorização e medidas de suporte à coagulação devem ser iniciadas imediatamente após a chegada ao hospital (recomendação 1B).
- Medidas de reanimação devem ser continuadas por meio de terapias guiadas por metas, utilizando exames laboratoriais ou métodos VE (recomendação 1B).

Ressuscitação volêmica

- Estratégias de restrição volêmica devem ser adotadas até que o sangramento mais agressivo seja controlado, mantendo com alvos pressóricos de PAS entre 80 e 90 mmHg (PAM 50-60 mmHg) na ausência de evidências de TCE. Nesses pacientes, temos como alvo pressórico PAM > 80 mmHg (recomendação 1B/1C).
- Caso uma estratégia restritiva não seja suficiente para alcançar esses alvos, está indicado o uso de vasopressores (como noradrenalina) em adição à reposição volêmica. Dobutamina é indicada na presença de disfunção miocárdica associada (recomendação 1C).
- Quanto ao tipo de fluido utilizado, cristaloides balanceados e soluções salinas 0,9% devem ser utilizados no tratamento inicial dos pacientes hipotensos. Soluções hipotônicas devem ser evitadas em pacientes vítimas de TCE, como o ringer lactato (recomendação 1B).
- Os coloides devem ser evitados nesses pacientes, devido a seu efeito adverso na hemostasia (recomendação 1C).

Transfusão e hemostasia

- Medidas que visam à redução da perda de calor e hipotermia devem ser adotadas precocemente, em busca da manutenção da normotermia (recomendação 1C). Além disso, a manutenção da normocalcemia também deve ser priorizada, através da monitorização dos níveis de cálcio, e a reposição deste, através de cloreto de cálcio (recomendação 1C).
- O uso de sistemas de recuperação de hemácias pode ser considerado na presença de sangramentos severos abdominais, pélvicos ou de cavidade torácica (recomendação 2B).
- A transfusão de CH é recomendada para a manutenção de valores de Hb entre 7 e 9 mg/dL (recomendação 1C).

- A suplementação de fibrinogênio deve ser realizada através de Crio ou CF na presença de hipofibrinogenemia, diagnosticada através do método de Clauss ou métodos VE (recomendação 1C). A reposição inicial deve ser feita com 3-4 g de fibrinogênio com CF, o equivalente a 15-20 unidades de Crio. Doses suplementares devem ser guiadas por meio de monitorização (recomendação 2C).
- A transfusão de plaquetas é recomendada para manter seus valores acima de 50.000; em pacientes vítimas de TCE, devemos manter valores acima de 100.000 (recomendação 2C). A transfusão rotineira de plaquetas em usuários de antiagregantes plaquetários deve ser evitada (recomendação 1C).
- Em pacientes com hemorragia maciça, duas estratégias são recomendadas: CF ou Crio e CH ou PFC e CH, em uma proporção de 1:2, conforme necessário (recomendação 1C).
- Se uma estratégia baseada em PCF for adotada, sua utilização deve ser guiada por monitorização (TP e/ou TTPa > 1,5 vez do valor normal ou métodos VE evidenciando deficiência de fatores de coagulação) (recomendação 1C). O uso de PFC deve ser evitado para a correção de hipofibrinogenemia, caso Crio ou CF estejam disponíveis (recomendação 1C).

Hiperfibrinólise

- O ATX é recomendado a pacientes de trauma com sangramento ou em risco de sangramento até as primeiras 3 horas do evento, sendo administrado 1 g como dose de ataque e seguido da infusão de 1 g em infusão por 8 horas (recomendação 1A). A administração da medicação não deve esperar o resultado dos métodos VE (recomendação 1B).

Monitorização

- Medidas seriadas de Hb e Ht são recomendadas como marcadores laboratoriais de sangramento, já que valores dentro da normalidade podem mascarar o sangramento em fase inicial (recomendação 1B).
- A monitorização da hemostasia deve ser feita de forma precoce e repetida usando exames laboratoriais (TP/INR/fibrinogênio por método de Clauss/contagem plaquetária), exames *point of care* (PT e INR) ou métodos VE (recomendação 1C).
- Caso uma estratégia baseada em hemoderivados seja utilizada, é recomendado que o tratamento com concentrados de fatores seja baseados em exames laboratoriais e/ou métodos VE, evidenciando a deficiência dos fatores (recomendação 1C).

REFERÊNCIAS BIBLIOGRÁFICAS

1. Rossaint R, Afshari A, Bouillon B, Cerny V, Cimpoesu D, Curry N, et al. The European guideline on management of major bleeding and coagulopathy following trauma: sixth edition. Crit Care. 2023;27(1):80.
2. Vernon T, Morgan M, Morrison C. Bad blood: a coagulopathy associated with trauma and massive transfusion review. Acute Med Surg. 2019;6(3):215-22.
3. Peralta R, Thani HA, Rizoli S. Coagulopathy in the surgical patient: trauma-induced and drug-induced coagulopathies. Curr Opin Crit Care. 2019;25(6):668-74.
4. Kornblith LZ, Moore HB, Cohen MJ. Trauma-induced coagulopathy: the past, present, and future. J Thromb Haemost. 2019;17(6):852-62.
5. American College of Surgeons. Committee on T. ATLS advanced trauma life support : student course manual. 10 ed. Chicago: American College of Surgeons; 2018. 391 p.
6. Sayce AC, Neal MD, Leeper CM. Viscoelastic monitoring in trauma resuscitation. Transfusion. 2020:60 Suppl 6:S33-S51.
7. Lier H, Ffries D. Emergency blood transfusion for trauma and perioperative resuscitation: standard of care. Transfus Med Hemother. 2021;48(6):366-76.
8. Sibylle K, Aamer A, Arash A, Albaladejo P, Aldecoa C, Barauskas G, et al. Management of severe peri-operative bleeding: guidelines from the European Society of Anesthesiology and Intensive Care - Second Update. Eur J Anesthesiol. 2023;40(4):226-304.

9

Manejo perioperatório dos anticoagulantes orais

Felipe Pinn de Castro
Lucas Rodrigues

DESTAQUE DO TEMA

1. A varfarina é um dos primeiros medicamentos anticoagulantes, mas ainda amplamente difundido em uso, sobretudo pelo baixo custo, que age nos fatores de coagulação dependentes de vitamina K.
2. A reversão de urgência/emergência da varfarina deve ser conhecida por todos os médicos anestesiologistas, pois pode ocasionar desfechos catastróficos, sendo o complexo protrombínico o seu principal reversor.
3. Novos medicamentos anticoagulantes apresentam farmacocinética e farmacodinâmica mais previsíveis, com rápido início de ação e menores incidências de sangramentos.
4. A reversão dos novos anticoagulantes pode ser feita por medicamentos específicos, mas têm alto custo. Em cenários nos quais não estejam disponíveis, podem-se utilizar outros hemoderivados, minimizando custos, com resultados otimistas.
5. As complicações do uso dos anticoagulantes não se resumem a sangramentos, mas também a reações alérgicas e imunomediadas após o uso dessas substâncias.

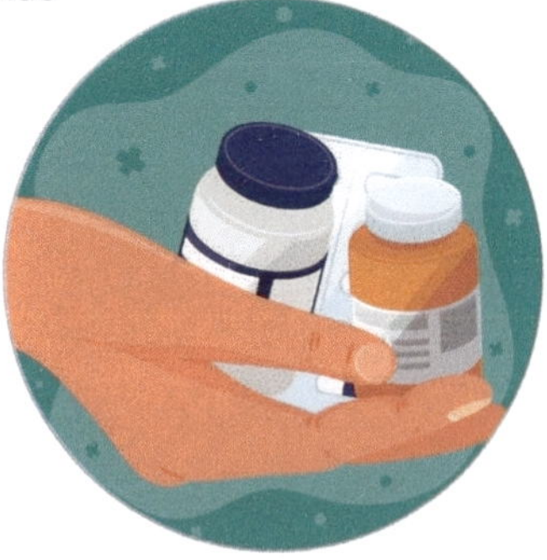

INTRODUÇÃO

Os anticoagulantes são medicamentos amplamente utilizados pelos pacientes clínicos e cirúrgicos, que apresentam diversas implicações no período perioperatório, gerando mudanças de técnicas anestésicas e aumentando algumas complicações durante o ato cirúrgico. A avaliação dos medicamentos deve ser individualizada, tendo visto que a interrupção de cada droga, para determinado paciente, pode alterar o risco de eventos tromboembólicos, e a manutenção pode aumentar os eventos hemorrágicos e até o risco de morte. Nos últimos anos, várias novas drogas foram introduzidas na prática clínica, demandando atualizações por parte dos médicos anestesiologistas. O surgimento de novos anticoagulantes revolucionou o tratamento, sobretudo oral, de diversos pacientes, os quais, antes, podiam fazer uso apenas de varfarina (Marevan®), medicação introduzida na prática médica no período de 1948, que apresentava diversos inconvenientes ao uso para o paciente e para o seguimento médico.

MEDICAMENTOS ANTICOAGULANTES

Os medicamentos anticoagulantes podem ser divididos de acordo com o modo de administração: oral ou injetável. O caminho dos medicamentos anticoagulantes orais inicia-se pelo Marevan® (varfarina) e, posteriormente, com os novos anticoagulantes orais (NOAC), com mecanismo de ação diferente e maior previsibilidade de ação. Entre as drogas injetáveis, o grupo mais utilizado é o das heparinas, subdividido em não fracionada (HNF) e de baixo peso molecular (HBPM), amplamente empregadas na prática cirúrgica.

Anticoagulantes orais

Os anticoagulantes orais podem ser divididos em dois grandes grupos: antagonistas da vitamina K, representados pela varfarina, e os novos anticoagulantes orais (NOAC), subdivididos em antagonistas diretos da trombina (fator II) e antagonistas do fator X ativado (Xa).

Antagonistas da vitamina K

Em meados de 1920, gados da região do Canadá e dos Estados Unidos estavam morrendo de forma misteriosa, e, durante a investigação, foi percebido que o feno de trevo doce, utilizado para forragem do gado, em contato com um fungo, produziria cumarina, posteriormente purificada e sintetizada em dicumarol, agente que explicava a morte dos animais. O dicumarol originou 100 análogos, um deles a varfarina, produzida em larga escala com intuito terapêutico pelo Wisconsin

Alumni Research Foundation Coumarin, de onde foi derivado o nome da droga ao unir as iniciais do nome do instituto.

A droga age sobre os fatores de coagulação e anticoagulantes endógenos dependentes de vitamina K (fatores II, VII, IX e X e proteínas C e S), bloqueando os processos de oxidação e redução, impedindo a ativação em nível hepático de todos os fatores citados.

A introdução deve sempre ser realizada após uma "terapia ponte" com heparina. Como citado, a varfarina tem ação sobre os fatores da coagulação, onde desempenha seu papel anticoagulante. Entretanto, age sobre proteínas C e S, anticoagulantes endógenos, com meia-vida menor que dos fatores II, VII, IX e X. Dessa forma, nos primeiros dias (entre 48 e 72 horas), o medicamento apresenta efeito pró-coagulante.

Obrigatoriamente, usuários da medicação precisam ter dosagem de razão normalizada internacional (RNI) periódica, já que a droga apresenta diversas interações, tanto com outros medicamentos quanto com a alimentação. Alimentos de coloração verde escuro têm tendência a potencializar o efeito da varfarina. Drogas que classicamente reduzem a ação incluem rifampicina, fenitoína e carbamazepina.

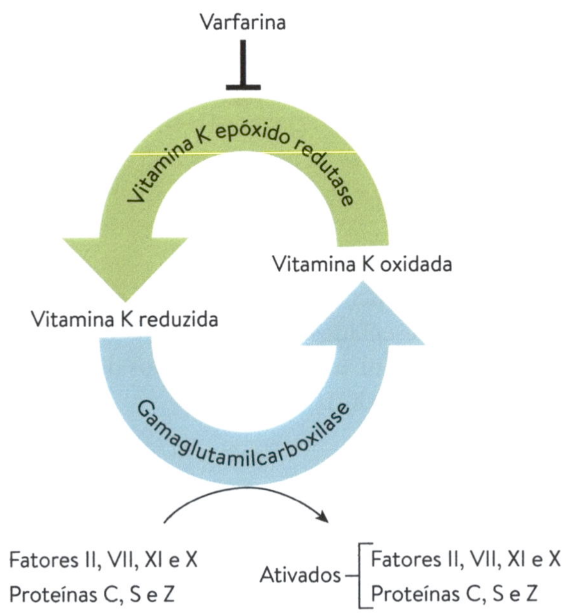

FIGURA 1 Mecanismo de ação da varfarina.

Suspensão da droga antes de cirurgias eletivas

De forma geral, a droga deve ser suspensa antes de procedimentos eletivos, em um tempo ideal de 5 dias. Em abordagem anestésica de neuroeixo, recomenda-se a suspensão no mesmo intervalo de tempo e RNI < 1,5; o medicamento pode ser reintroduzido após a punção de neuroeixo ou a retirada de cateter epidural. Apenas quatro procedimentos podem ser realizados em vigência do uso da medicação, sempre ponderando os riscos do paciente. A Tabela 1 apresenta os procedimentos possíveis.

TABELA 1 Procedimentos possíveis na vigência do uso da varfarina

Extração de até três dentes
Cirurgia de catarata
Procedimentos dermatológicos menores
Procedimentos endoscópicos de baixo risco de sangramento

Fonte: elaborado pelos autores

Entre os procedimentos endoscópicos, exames diagnósticos (endoscopia e colonoscopia com ou sem biópsia de mucosa), colangiopancreatografia retrógrada endoscópica (CPRE) com *stent*, cápsula endoscópica ou ultrassonografia endoscópica e coagulação com argônio são exames de baixo risco de sangramento e não demandam suspensão da terapêutica anticoagulante. Em pacientes de alto risco de evento trombótico, é recomendada a terapia de ponte com heparina (droga que será abordada mais adiante). A terapia deve ser realizada sobretudo nos casos a seguir (Tabela 2).

TABELA 2 Situações para terapia de ponte e observações

Prótese valvar mecânica	Mitral e na maioria dos casos de valva aórtica
Evento embólico	Tempo menor do que 3 meses
Trombofilia grave	Síndrome do anticorpo antifosfolipídeo, por exemplo
Fibrilação atrial	CHADS 5 ou 6

Nos casos de fibrilação atrial, é importante, como mencionado, o cálculo do escore CHADS. Esse escore foi apresentado pela primeira vez em 2001, sendo modificado para o CHA2DS2-VASc no ano de 2010. Os critérios avaliados pelo escore são apresentados na Tabela 3.

TABELA 3 Escore para risco de eventos embólicos em pacientes com fibrilação atrial

CHA2DS2-VASc		
	Descrição	Pontos
C	Insuficiência cardíaca	1
H	Hipertensão	1
A2	Idade (≥ 75 anos)	2
D	*Diabetes mellitus*	1
S2	Ataque isquêmico transitório ou acidente vascular cerebral prévio	2
V	Doença vascular (infarto agudo do miocárdio prévio, doença arterial periférica ou placa aórtica)	1
A	Idade (65 a 74 anos)	1
Sc	Sexo (se feminino)	1

Reversão dos efeitos dos antagonistas dos fatores de vitamina K dependentes

De forma geral, a reversão de um sangramento ocasionado por sobredose ou em um paciente em uso de varfarina depende da avaliação da gravidade do sangramento. Sangramentos com ameaça evidente à vida, em que há instabilidade hemodinâmica, queda importante dos índices hematimétricos ou necessidade de transfusão de hemocomponentes, devem ser tratados com a suspensão imediata da droga e o uso de agentes reversores. Atualmente, a droga de escolha para reversão da varfarina é o complexo protrombínico (CP), o qual possui 25 vezes mais fatores dependentes de vitamina K em sua composição do que o plasma fresco congelado (PFC). Pode ser utilizado de acordo com as faixas de RNI a seguir:

- RNI entre 2 e 3,9: 25 UI/kg.
- RNI entre 4 e 5,9: 35 UI/kg.
- RNI ≥ 6: 50 UI/kg.

O CP pode normalizar a coagulação em alguns minutos. O uso pode relacionar-se a eventos alérgicos e complicações tromboembólicas. O PFC pode ser utilizado em cenários que não dispõem do CP, em geral, na dose de 10 a 15 mL/kg. A vitamina K pode ser administrada na dose de 5 a 10 mg, por via intravenosa, em um tempo de 30 minutos. O uso isolado da vitamina K pode não ser eficaz, já que pode levar até 24 horas para restabelecer os fatores.

Novos anticoagulantes orais

Os NOAC são drogas que revolucionaram a terapia antitrombótica, já que apresentam esquema de administração mais confortável ao paciente com dose fixa, não necessitando de exames laboratoriais periodicos de forma análoga à varfarina, além de terem menos interações medicamentosas e alimentares.

Na introdução dos NOAC na prática clínica, existiu uma preocupação com a ausência de antídotos específicos para a reversão de hemorragias associadas ao uso. Entretanto, nos últimos anos, esses reversores foram surgindo, e o uso dos novos anticoagulantes passou a ficar ainda mais seguro.

Em contexto cirúrgico, essas novas drogas, por apresentarem início de ação rápida e meia-vida mais curta, não necessitam de terapia de ponte na eventualidade de interrupção no perioperatório de procedimentos cirúrgicos. Os NOAC dividem-se em antagonistas do fator X ativado (Xa) e inibidores diretos da trombina – como mencionado anteriormente.

Inibidores diretos da trombina

O medicamento que representa essa classe é a dabigatrana, liberada para uso em meados de 2009, após a publicação do estudo RE-LY. A ação dá-se pelo bloqueio direto da trombina (fator IIa), impedindo a conversão do fibrinogênio em fibrina. Apresenta rápido início de ação e meia-vida de aproximadamente 12 a 17 horas. A excreção ocorre por via renal.

A droga é aprovada para os seguintes usos: pacientes com fibrilação atrial não valvar para prevenção de acidente vascular cerebral (AVC); tratamento de tromboembolismo venoso profundo e pulmonar; prevenção e tromboembolismo venoso recorrente e secundário a procedimentos cirúrgicos ortopédicos.

A droga tem uma eliminação renal, de forma predominante (cerca de 80%). Dessa forma, em situações em que há necessidade de "reversão" do fármaco, pode-se optar pela diálise para eliminação do organismo.

O estudo REVERSE-AD, de 2017, trouxe o idarucizumabe, um anticorpo monoclonal, como antídoto para a dabigatrana. O estudo evidenciou a reversão completa da ação do anticoagulante após 1,6 a 2,5 horas da administração do anticorpo, com efeito clínico duradouro. Como alternativa ao antídoto, que ainda não está disponível em diversos centros, sobretudo pelo preço elevado, existem evidências do uso de CP, na dose de 50 U/kg para a reversão da ação da dabigatrana.

Antagonistas do fator X ativado (Xa)

A classe dos reversores do fator Xa apresenta diversos medicamentos recentes, os quais agem bloqueando a conversão da protrombina em trombina pela ação enzimática do fator X. As drogas mais utilizadas estão mencionadas na Tabela 4.

Rivaroxabana

O estudo ROCKET-AF trouxe a rivaroxabana à prática clínica, um medicamento com rápido início de ação e meia-vida curta. A metabolização ocorre por via hepática, e a eliminação dá-se por via renal (60%). O mecanismo de ação ocorre pelo bloqueio da conversão de protrombina em trombina por meio do fator Xa.

TABELA 4 Inibidores do fator Xa
Rivaroxabana
Apixabana
Edoxabana

Observação: os antagonistas do fator Xa apresentam "Xa" no nome da droga.

Atualmente, a droga está liberada para uso nos seguintes casos: prevenção de AVC em pacientes portadores de fibrilação atrial não valvar; tratamento do tromboembolismo venoso (TVP e TEP); prevenção do tromboembolismo endovenoso recorrente e do tromboembolismo endovenoso em cirurgias ortopédicas.

Apresenta interação medicamentosa com drogas que agem sobre o CYP3A4 (cetoconazol, voraconazol). É contraindicada em: pacientes pediátricos, pela ausência de estudos nessa população; pacientes com disfunção renal com ClCr < 15 e em hepatopatas com Child-Pugh B ou C.

Apixabana

De forma semelhante aos demais antagonistas do fator X ativado, a apixabana bloqueia a conversão da protrombina em trombina. Apresenta rápida ação e meia-vida curta, sendo metabolizada pelo fígado, com excreção renal e fecal. O uso está indicado nos seguintes casos: prevenção de AVC em pacientes portadores de fibrilação atrial não valvar; tratamento do tromboembolismo venoso (TVP e TEP); prevenção do TEV recorrente e do TEV em cirurgias ortopédicas.

Antídoto dos antagonistas do fator Xa

O estudo ANNEXA IV e ANNEXA R evidenciaram o benefício do andexanet alfa, o primeiro reversor dos antagonistas do fator Xa. A droga é uma proteína recombinante do fator Xa humano, o qual se liga aos anticoagulantes para inativá-los no organismo e não apresenta ação de clivagem da protrombina em trombina. É administrada por via intravenosa, em *bolus*, seguida por infusão contínua.

Novas perspectivas na reversão dos NOAC

Existe uma droga em estudo, chamada ciraparantag, com proposta de reverter o efeito de todos os anticoagulantes (inibidores da trombina, heparinas, antagonistas do fator Xa), exceto a varfarina. Ciraparantag é uma droga que apresenta sítio de ligação similar à dos antagonistas do fator Xa e pode fazer ligação covalente com as heparinas.

Suspensão dos NOAC em cirurgias eletivas

Os novos anticoagulantes apresentam, de forma geral, eliminação renal. Dessa forma, a suspensão em cenário de cirurgias eletivas é realizada de acordo com o perfil do procedimento – se baixo ou alto risco de sangramento – e as condições clínicas renais do paciente. Na Tabela 5 estão divididos os procedimentos quanto ao risco de sangramento.

TABELA 5 Procedimentos quanto ao risco de sangramento

Mínimo	Baixo	Alto
Odontológicos simples (extração de até três dentes)	Biópsia de próstata ou bexiga	Os demais procedimentos
Catarata/glaucoma	Estudo eletrofisiológico	
Cirurgias superficiais	Implante de CDI/MP	
EDA sem biópsias	EDA com biópsia	

CDI: cardiodesfibrilador implantável; EDA: endoscopia digestiva alta; MP: marca-passo. Fonte: elaborado pelos autores.

Em combinação ao risco de sangramento do procedimento, deve-se utilizar o *clearance* de creatinina do paciente, conforme a Tabela 6.

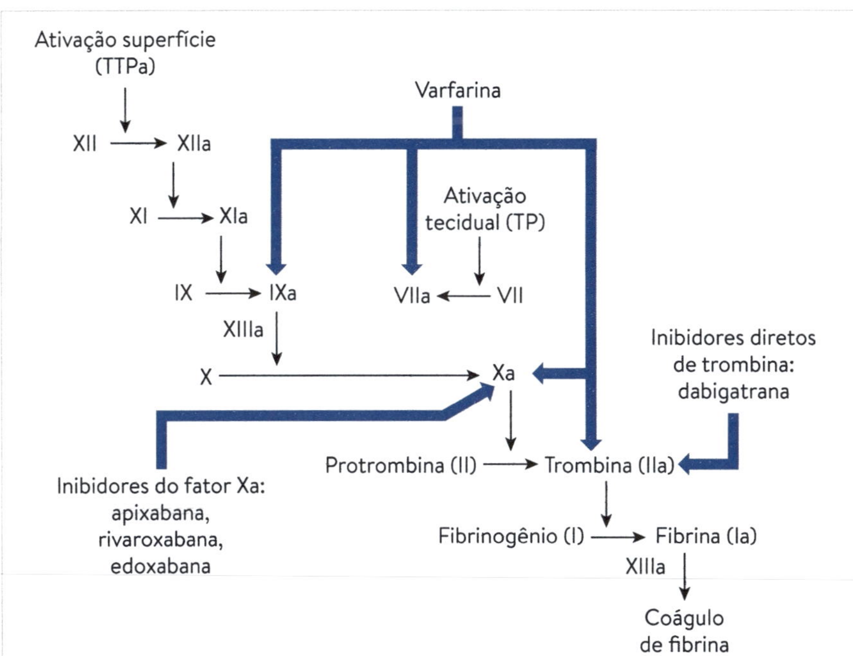

FIGURA 2 Resumo do local de ação dos anticoagulantes orais.

TP: tempo de protrombina; TTPa: tempo de tromboplastina parcial ativada

TABELA 6 *Clearance* de creatinina

Mínimo	Baixo	Alto
Odontológicos simples (extração de até três dentes)	Biópsia de próstata ou bexiga	Os demais procedimentos
Catarata/glaucoma	Estudo eletrofisiológico	
Cirurgias superficiais	Implante de CDI/MP	
EDA sem biópsias	EDA com biópsia	

Clearance de creatinina	Dabigatrana		Inibidores do fator Xa	
	Baixo risco	Alto risco	Baixo risco	Alto risco
> 80	> 24 horas	> 48 horas	> 24 horas	> 48 horas
50-79	> 36 horas	> 72 horas	> 24 horas	> 48 horas
30-49	> 48 horas	> 96 horas	> 24 horas	> 48 horas
15-29	Não indicado	Não indicado	> 36 horas	> 48 horas
< 15	Não indicado	Não indicado	Não indicado	Não indicado

CDI: cardiodesfibrilador implantável; EDA: endoscopia digestiva alta; MP: marca-passo.
Fonte: elaborado pelos autores.

Anticoagulantes injetáveis

De forma geral, na prática clínica, as principais representantes são as heparinas - HNF e HBPM. A HNF e a HBPM apresentam ação por meio da antitrombina III (ATIII), atuando, indiretamente, sobre alguns fatores, como o fator IIa (trombina) e o fator Xa. Cada uma apresenta maior ação sobre um fator ou outro - conforme apresentado no quadro adiante.

O início de ação ocorre de forma quase que imediata, já que são utilizadas diretamente na corrente sanguínea, onde já desencadeiam o mecanismo anticoagulante. Apresentam metabólitos inativos com biotransformação hepática. A HBPM apresenta uma farmacocinética mais previsível do que a HNF, com menor ação sobre a função plaquetária. Em alguns casos, a HNF pode acarretar plaquetopenia associada à heparina.

Trombocitopenia induzida por heparina

Existem dois tipos: tipo I e tipo II.

A TIH tipo 1 é mais comum e apresenta efeitos clínicos menos relevantes e com menor gravidade. Em geral, regride ao longo do tratamento.

A TIH tipo 2 é mais rara, mas tem uma apresentação clínica com maior gravidade. Em geral, surge de 5 a 15 dias após o início do uso da heparina. Apresenta fenômenos imunes com formação de imunocomplexos, com a participação do

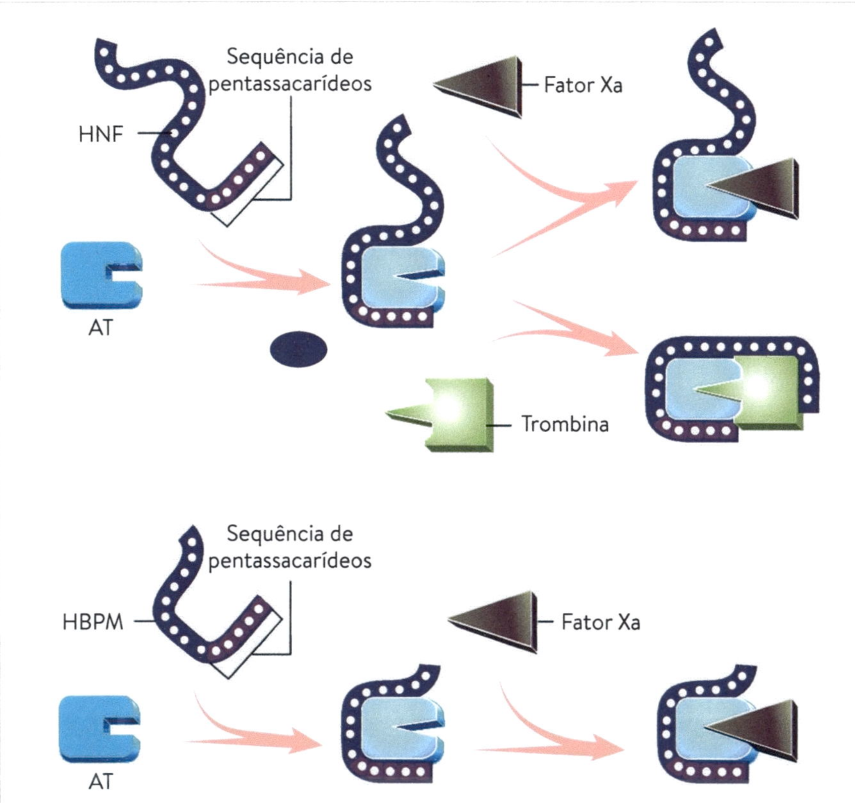

FIGURA 3 Ligação entre heparinas aos fatores Xa e IIa. HBPM: heparina de baixo peso molecular; HNF: heparina não fracionada.

Fonte: Weitz, 1997.

fator plaquetário 4 (PF4), que pode ter papel tromboembólico, o que acarreta maiores complicações ao paciente.

Neutralização da heparina

A reversão da ação das heparinas é feita por meio do uso de protamina, conjunto de proteínas de baixo peso molecular derivadas do esperma de peixes – salmão, principalmente. O mecanismo se dá por neutralização de um ácido com uma base, que resulta em um sal e água. De forma geral, 1 mg de protamina neutraliza 1 mg de heparina, mas essa relação pode ser de 1,5 mg de protamina para 1 mg de heparina. É importante utilizar a menor dose necessária de protamina, pois o excedente pode gerar uma ação anticoagulante. Cada 1 mL de protamina

TABELA 7 Diferenças entre TIH tipo 1 e tipo 2

Propriedades	TIH tipo 1	TIH tipo 2
Incidência	20-30%	2-5%
Gravidade	Baixa	Alta
Início	1 a 4 dias de heparinização	Entre o 5° e o 15° dias de heparinização
Contagem plaquetária	Até 100.000/mm³	30 a 80.000/mm³
Mecanismo	Pró-agregação plaquetária	Reação imune (hipersensibilidade tipo II)
Sintomas	Assintomática	Tromboembolismo venoso e embolia pulmonar
Diagnóstico	Clínico (suspensão da heparina)	Laboratorial
Tratamento	Não há	Protamina

Fonte: Pavanelli e Spitzner, 2011.

apresenta 10 mg de protamina; logo, cada 1 mL de protamina neutraliza 1.000 UI de heparina sódica.

A administração da protamina deve ser parcimoniosa, pois a droga pode ocasionar liberação de histamina, provocando hipotensão e instabilidade hemodinâmica, que podem ser agravadas com velocidade de infusão maior. Alguns pacientes podem ter maior suscetibilidade a reações alérgicas: pacientes vasectomizados, já que esses indivíduos criam anticorpos contra o sêmen e a droga é oriunda do esperma de peixes; diabéticos que usam NPH – *neutral protamine hagedorn* – podem apresentar reação de hipersensibilidade, já que o composto apresenta protamina na preparação.

CONSIDERAÇÕES FINAIS

As drogas anticoagulantes fazem parte da nossa prática e interferem diretamente no desfecho de pacientes cirúrgicos. É de grande valia a identificação dos riscos do uso e de eventuais suspensões baseando-se no mecanismo de ação de cada droga. Com o advento de monitorização à beira-leito do perfil de coagulação, o manejo dos anticoagulantes, com o uso de reversores, tem ganhado novos horizontes que devem ser conhecidos pelos médicos anestesiologistas.

REFERÊNCIAS BIBLIOGRÁFICAS

1. Pavanelli MF, Spitzner FL. Trombocitopenia induzida por heparina: revisão da literatura. UNOPAR Cient Cienc Biol Saúde (J Health Sci). 2011;13(Esp):325-32.
2. Lip GYH, Nieuwlaat R, Pisters R, Lane DA, Crijns HJGM. Refining clinical risk stratification for predicting stroke and thromboembolism in atrial fibrillation using a novel risk factor-based approach: The Euro Heart Survey on Atrial Fibrillation. Chest. 2010;137(2):263-72.
3. Healey JS, Eikelboom J, Douketis J, Wallentin L, Oldgren J, Yang S, et al. Periprocedural bleeding and thromboembolic events with dabigatran compared with warfarin: results from the Randomized Evaluation of Long-Term Anticoagulation Therapy (RELY) randomized trial. Circulation. 2012;126(3):343-8.
4. Sherwood MW, Douketis JD, Patel MR, Piccini JP, Hellkamp AS, Lokhnygina Y, et al. Outcomes of temporary interruption of rivaroxaban compared with warfarin in patients with nonvalvular atrial fibrillation: results from the Rivaroxaban Once Daily, Oral, Direct Factor Xa Inhibition Compared With Vitamin K Antagonism for Prevention of Stroke And Embolism Trial in Atrial Fibrillation (ROCKET AF). Circulation. 2014;129(18):1850-9.
5. Pollack CV, Reilly PA, Eikelboom J, Glund S, Verhamme P, Bernstein RA, et al. Idarucizumab for dabigatran reversal. N Eng J Med. 2015;373(6):511-20.
6. Siegal DM, Curnutte JT, Connolly SJ, Lu G, Conley PB, Wiens BL, et al. Andexanet alfa for the reversal of factor Xa inhibitor activity. N Engl J Med. 2015;373(25):2413-24.
7. Ansell JE, Bakhru SH, Laulicht BE, Steiner SS, Grosso M, Brown K, et al. Use of PER977 to reverse the anticoagulants effect of edoxaban. N Engl J Med 2014;371:2141-2.
8. Douketis JD, Spyropoulos AC, Kaatz S, Becker RC, Caprini JA, Dunn AS, et al. Perioperative bridging anticoagulation in patients with atrial fibrillation. N Engl J Med. 2015; 373(9):823-33.
9. Weitz JI. Low-molecular-weight heparins. N Engl J Med. 1997;337:688-98.

10

Revisão objetiva da fisiologia da coagulação

César de Araújo Miranda
Ítalo Pires Gomes

DESTAQUE DO TEMA

1. A hemostasia primária engloba o processo de adesão e agregação plaquetária e suas relações com a matriz subendotelial e o fator de von Willebrand.
2. O principal objetivo da hemostasia secundária é a formação de trombina, que tem a função de transformar o fibrinogênio em fibrina e, dessa forma, tornar o coágulo mais sólido.
3. A fibrinólise depende da ação da trombina e sua interação com a trombomodulina.

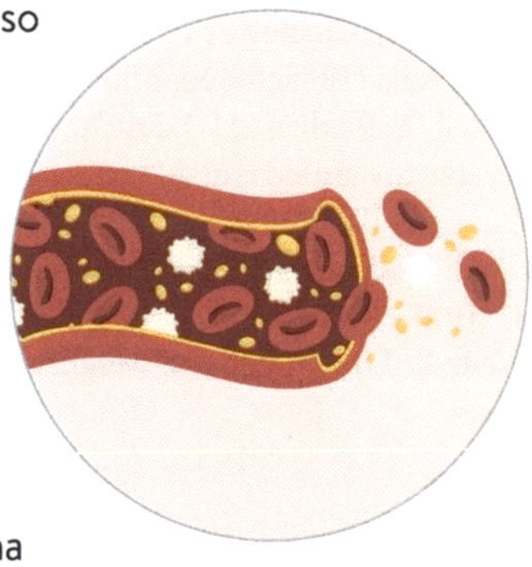

INTRODUÇÃO

Embora seja fundamental para a prática clínica diária, a fisiologia da coagulação frequentemente deixa de receber as devidas atenções e preocupações pelo fato de ser extremamente complexa. Tal complexidade muitas vezes desestimula o seu estudo, sobretudo quando consideramos que muitas gerações de médicos tiveram noções sobre coagulação baseadas no obsoleto modelo da "cascata da coagulação".

Segundo esse modelo, a coagulação nada mais é do que um conjunto de reações enzimáticas de diversos fatores que acabam por gerar trombina, a enzima "mestra" da coagulação. Essa visão simplista não é de todo errada; no entanto, esse modelo ignora a influência do endotélio e das plaquetas sobre a coagulação e, por essa razão, frequentemente falha em explicar satisfatoriamente diversos aspectos não só da fisiologia da coagulação e de sua monitorização, mas também do funcionamento dos novos anticoagulantes e antiagregantes plaquetários.

Esse panorama mudou drasticamente a partir de 2001, quando Hoffmann e Monroe propuseram o modelo celular da coagulação e integraram as relações entre endotélio, plaquetas, fatores da coagulação e fibrinólise. Portanto, este capítulo tem o propósito de fazer uma revisão objetiva da fisiologia da coagulação, destacando os pontos mais relevantes para a prática clínica diária.

HEMOSTASIA PRIMÁRIA

A hemostasia primária engloba não só o processo de adesão e agregação plaquetárias, mas também suas relações com a matriz subendotelial e o fator de von Willebrand (FvW). Quando ocorre a lesão vascular, a matriz subendotelial fica exposta, liberando o fator tecidual (FT) e permitindo que o FvW se ancore a essa matriz. Por sua vez, a plaqueta prende-se a esse mesmo FvW por meio de sua ligação ao receptor GP1b (Figura 1). A importância dessa ligação fica evidente

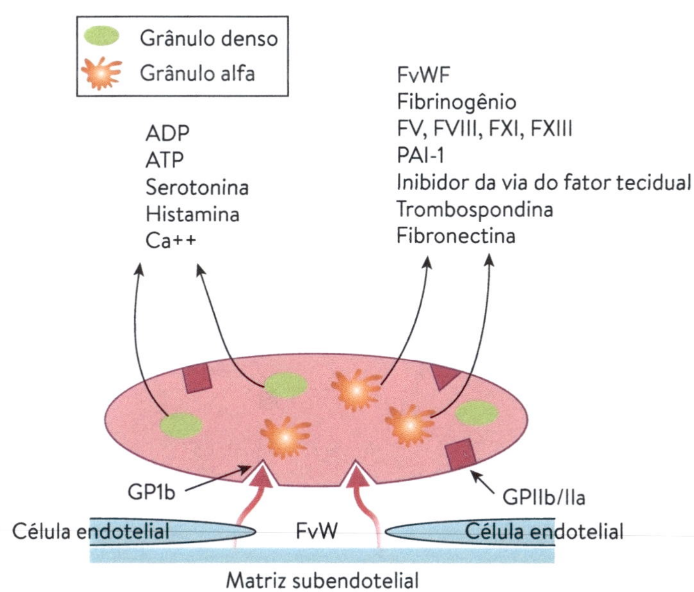

FIGURA 1 Ligação da plaqueta ao subendotélio.
FvW: fator de von Willebrand.

quando deparamos com as formas mais severas da doença de von Willebrand, em que um defeito qualitativo interfere sobremaneira na ligação entre plaqueta e subendotélio.

A partir da ligação entre o FvW e as plaquetas, ocorre a liberação de diversas substâncias dos grânulos plaquetários, como o ADP, que tem o propósito de atrair mais plaquetas e ativá-las. Além disso, o ADP é responsável pelo aumento da afinidade do receptor GPIIb/IIIa pelo fibrinogênio. O clopidogrel, o prasugrel e o ticagrelor, por exemplo, exercem seu efeito antiagregante plaquetário através do antagonismo dos receptores P_2Y_{12} que são do tipo ADP.

Essas plaquetas, por sua vez, ficam unidas por meio da ligação do fibrinogênio aos receptores plaquetários GPIIb/IIIa, formando um coágulo ainda frágil, mas que ficará mais consistente após a hemostasia secundária. O abciximabe e a tirofibana, por exemplo, exercem seus efeitos antiagregantes plaquetários por meio da inibição do receptor GPIIb/IIIa.

HEMOSTASIA SECUNDÁRIA

O principal propósito da hemostasia secundária é a formação de trombina. Esta, por sua vez, tem a função de transformar o fibrinogênio em fibrina, tornando, dessa maneira, um coágulo mais sólido. Portanto, a hemostasia secundária nada mais é do que um conjunto de reações químicas e, como tal, são dependentes do pH, da temperatura e das concentrações de cálcio e, por essa razão, acidose,

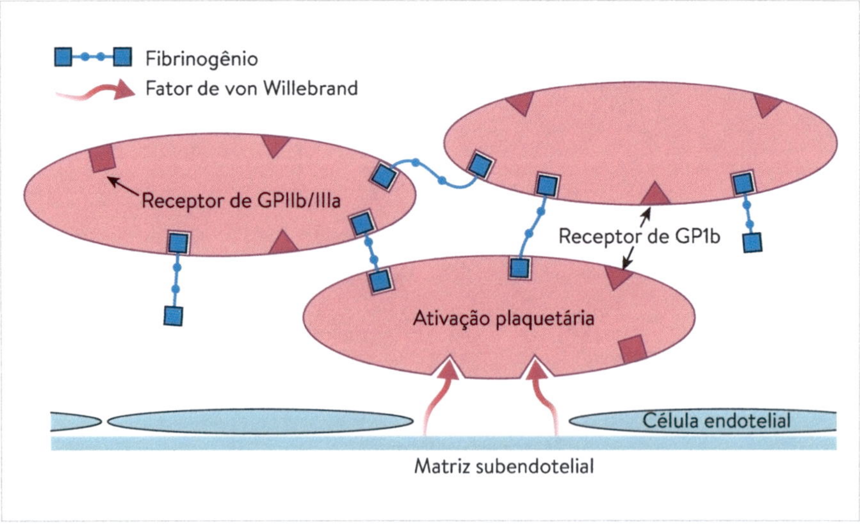

FIGURA 2 Estabelecimento do tampão plaquetário pela ligação do fibrinogênio.

hipotermia e hipocalcemia sempre devem ser tratadas para evitar qualquer prejuízo a esse sistema enzimático. A hemostasia secundária divide-se em iniciação, amplificação e propagação (Figura 3).

Iniciação

Começa com a ligação do FT ao fator VII e sua subsequente ativação. O fator VII ativado, por sua vez, ativa os fatores X e V, que produzem pequena quantidade de trombina. Essa quantidade de trombina não é suficiente para transformar o fibrinogênio em fibrina, mas é suficiente para ativar as plaquetas e dar início à etapa de amplificação (Figura 4).

É importante destacar que a administração de fator VII recombinante é capaz de causar significativo incremento na produção de trombina, ainda na fase de iniciação, de forma independente da ação dos fatores VIII e IX. Por essa razão, doenças como a hemofilia A (causada pela deficiência de fator VIII) podem ser tratadas, em determinadas situações, com o fator VII.

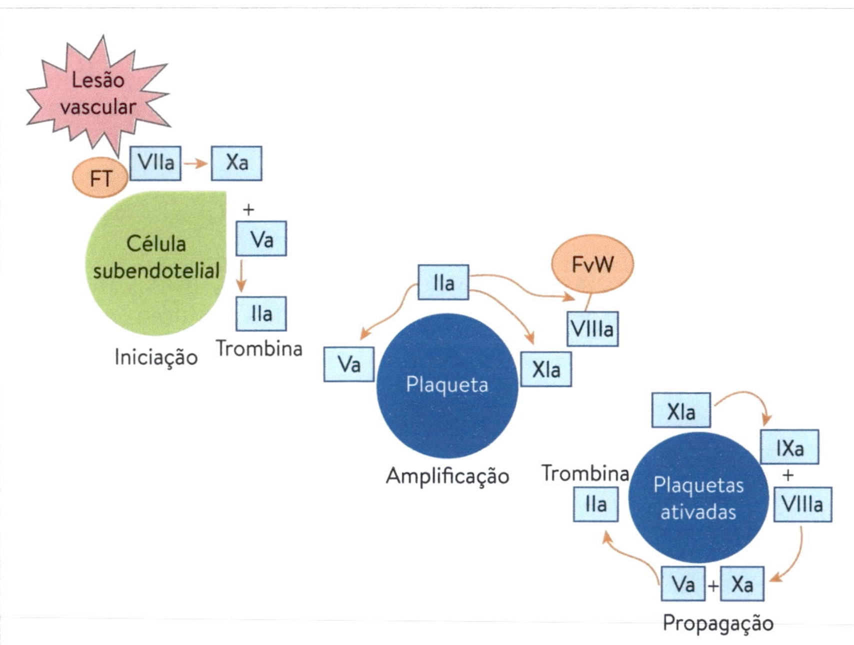

FIGURA 3 Modelo celular da coagulação – hemostasia secundária.

FT: fator tecidual; FvW: fator de von Willebrand.

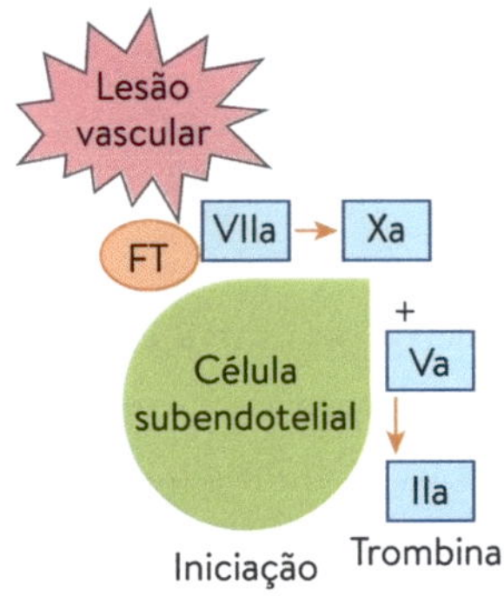

FIGURA 4 Iniciação – formação incipiente de fibrina. FT: fator tecidual.

Amplificação

As pequenas quantidades de trombina produzidas pelo complexo fXa/fVa alteram a superfície das plaquetas, permitindo a adesão e a ativação plaquetárias. As plaquetas liberam o fator V e ligam-se ao FvW, separando-o do fator VIII e o ativando. Dessa forma, ocorre a catalização das reações enzimáticas, onde o fator VIII acelera a ativação do fator X pelo fator IX, e o fator V acelera a ativação do fator II pelo fator Xa (Figura 5).

Propagação

Os dois aceleradores da coagulação, os fatores V e VIII, formam dois complexos que têm a finalidade de aumentar significativamente a produção de trombina

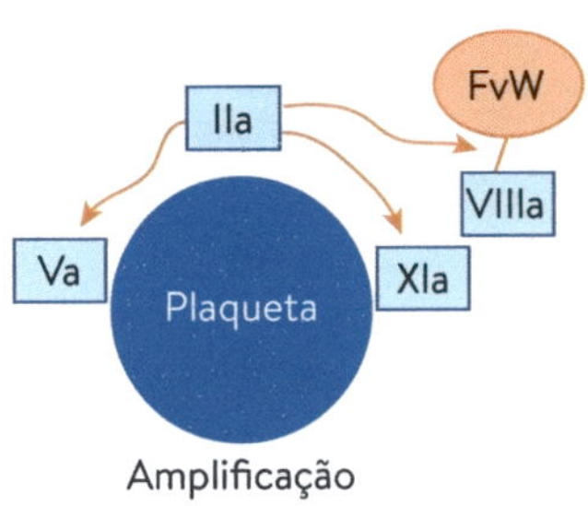

FIGURA 5 Amplificação – os fatores V e VIII aceleram a coagulação.
FvW: fator de von Willebrand.

e fator X. O fator VIIIa liga-se ao fator IXa, formando o complexo tenase, que aumentará sobremaneira as concentrações de fator Xa. Já o fator Va liga-se ao fator Xa, formando o complexo protrombinase, que causará intensa produção de trombina (Figura 6). Por sua vez, a trombina transforma o fibrinogênio numa fibrina instável que será estabilizada pelo fator XIII numa forma insolúvel. Além da conversão do fibrinogênio em fibrina, a trombina ativa o inibidor da fibrinólise ativado pela trombina (TAFI), e, a partir desse momento, ocorre temporariamente a interrupção do fluxo sanguíneo.

Nota-se, portanto, que o fator X e a trombina são fundamentais no processo da coagulação e, por essa razão, há na atualidade diversos fármacos anticoagulantes que atuam inibindo-os. A apixabana, a edoxabana, a rivaroxabana, a heparina e o fondaparinux, por exemplo, são inibidores do fator Xa. A dabigatrana e a heparina inibem a trombina, e a varfarina inibe a ação dos fatores II, VII, IX e X.

FIBRINÓLISE (HEMOSTASIA TERCIÁRIA)

A fibrinólise é reponsável por duas ações fundamentais: a primeira delas é regular a formação de fibrina para impedir que a coagulação se processe de forma anormal ou exagerada, e a segunda é desfazer os coágulos formados para restaurar o fluxo sanguíneo e a perfusão tecidual.

Por mais paradoxal que possa parecer, a fibrinólise depende da ação da trombina e sua interação com a trombomodulina. A trombomodulina é um receptor localizado na superfície do endotélio íntegro e saudável que, ao se ligar à trombina, ativa a proteína C. Por sua vez, a proteína C ativada liga-se à proteína S, e esse complexo proteína C ativada/proteína S, além de inativar os fatores V e VIII da superfície endotelial, estimula a liberação do ativador tecidual do plasminogênio (t-PA). O entendimento desse mecanismo é fundamental para compreender distúrbios da

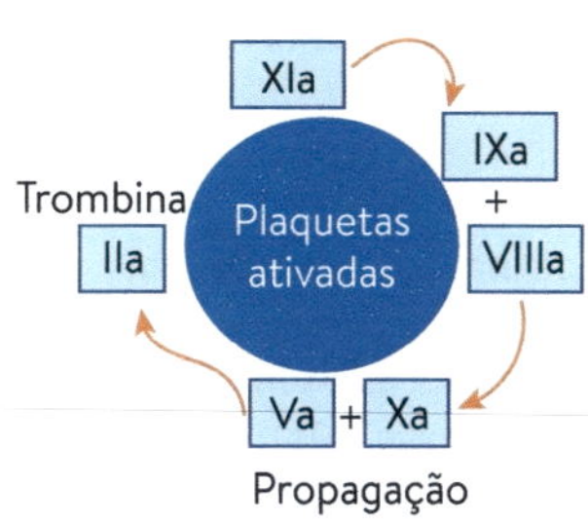

FIGURA 6 Propagação – os complexos tenase e protrombinase elevam as concentrações de fator X e trombina.

coagulação como a coagulopatia aguda do trauma, em que a atividade desregulada do sistema trombina-trombomodulina leva a um estado hiperfibrinolítico.

O plasminogênio circula livremente e, ao entrar em contato com o t-PA preso à fibrina, transforma-se em plasmina. Esse mecanismo de ativação da plasmina, a partir de reações enzimáticas restritas à malha de fibrina, impede uma reação de fibrinólise disseminada. Já as medicações fibrinolíticas, como a estreptoquinase, promovem uma fibrinólise sistêmica, pois elas ativam o plasminogênio circulante.

A plasmina formada degrada a fibrina, dando origem aos produtos de degradação da fibrina, sendo o de maior destaque o D-dímero. Por essa razão, sua mensuração é muito utilizada na investigação das suspeitas de fenômenos tromboembólicos.

Como todo sistema de coagulação, a fibrinólise tem mecanismos contrarregulatórios. Tal mecanismo é representado pelas alfa-2-antiplasminas, pelo inibidor do ativador do plasminogênio (PAI), que inibe o t-PA, e pelo TAFI. O PAI inibe a formação da plasmina, o TAFI inibe a ação da plasmina, e a alfa-2-antiplasmina destrói na circulação a plasmina que não está ligada à fibrina; o propósito dessa contrarregulação é limitar a ação fibrinolítica às regiões onde se formaram coágulos.

CONCLUSÃO

A coagulação é um sistema extremamente complexo, cujo entendimento jamais seria pleno sem o modelo celular da coagulação. Esse entendimento, por sua vez, permitiu compreender que as principais coagulopatias encontradas na prática clínica, como as coagulopatias obstétricas, do trauma, da cirurgia cardíaca, entre outras, apresentam fisiopatologias específicas e, portanto, tratamentos específicos que potencialmente melhoram desfechos. O propósito deste capítulo foi fazer uma breve revisão para solidificar conceitos fundamentais e fornecer uma base para facilitar a compreensão dos demais assuntos deste livro.

REFERÊNCIAS BIBLIOGRÁFICAS

1. Hoffmann M, Monroe DM. A cell-based model of hemostasis. Thromb Haemost. 2001;85(6):958-65.
2. Martlew VJ. Perioperative management of patients with coagulation disorders. Br J Anaesth. 2000;85(3):446-55.
3. Hall R, Mazer CD. Antiplatelet drugs: a review of their pharmacology and management in the perioperative period. Anesth Analg. 2011;112(2):292-318.
4. Armstrong PC, Peter K. GPIIb/IIIa inhibitors: from bench to bedside and back to bench again. Thromb Haemost. 2012;107(5):808-14.
5. Monroe DM, Hoffmann M. What does it take the perfect clot? Arterioscler Tromb Vas Biol. 2006;26(1):41-8.

6. Pabinger I, Fries D, Schochl H, Streif W, Toller W. Tranexamic acid for treatment and prophylaxis of bleeding and hyperfibrinolysis. Wien Klin Wochenschr. 2017;129(9-10):303-16.
7. Nilsson IM. Coagulation and fibrinolysis. Scand J Gastroenterol Suppl. 1987:137:11-8.

11

Riscos tranfusionais

Livia Pereira Miranda Prado
Paula Tavares da Silveira

DESTAQUE DO TEMA

1. É considerado incidente transfusional imediato o caso que acontece durante o processo de transfusão sanguínea ou até 24 horas de seu início e incidente transfusional tardio o que ocorre após 24 horas da administração do hemocomponente.
2. As reações hemolíticas ocorrem principalmente em decorrência de erro na tipagem sanguínea, na identificação da bolsa e/ou do paciente ou por sensibilização anterior.
3. A sobrecarga circulatória associada a transfusão é uma complicação frequente relacionada à transfusão e, talvez, a mais evitável.
4. O anticoagulante utilizado mais comumente é o citrato de sódio, na forma citrato-fosfato-dextrose, que quela e impede as ações do cálcio no processo de coagulação.

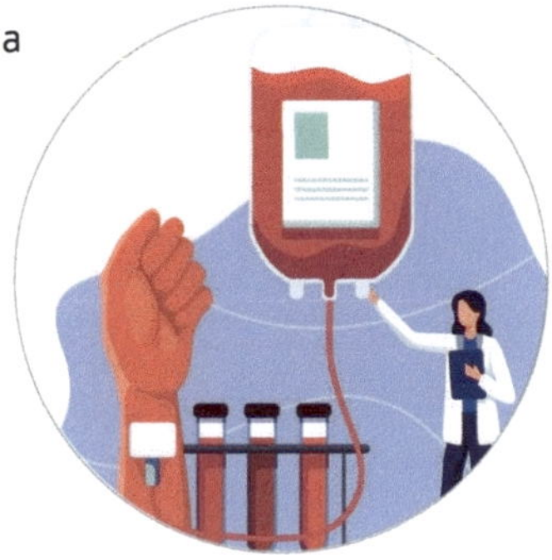

INTRODUÇÃO

A transfusão de hemocomponentes representa uma terapêutica consagrada há décadas para o tratamento do choque hipovolêmico hemorrágico e da anemia severa. Quando bem indicada, trata-se de uma importante aliada no manejo de situações críticas. Entretanto, se considerarmos que o sangue é um órgão fluido, podemos interpretar a transfusão como um transplante de órgãos de forma que tal procedimento não é isento de riscos, associado a inúmeros eventos adversos, como transmissão de infecções, injúria pulmonar aguda, sobrecarga volêmica, alterações imunes e reações hemolíticas.

Com a melhora dos métodos de triagem sorológica dos doadores, houve redução significativa das taxas de transmissão de doenças infecciosas. Assim, a sobrecarga volêmica, a imunomodulação e as reações hemolíticas transfusionais (RHT) se tornaram uma das principais complicações relacionadas à terapia transfusional. O anestesiologista, como médico do perioperatório e que pratica a transfusão em sua prática profissional, tem papel fundamental tanto na vigilância do paciente transfundido quanto na identificação e no subsequente tratamento das possíveis reações adversas associadas à transfusão perioperatória de hemocomponentes.

CONCEITO

A reação transfusional pode ser definida como todo e qualquer evento que venha a acontecer e que esteja relacionado à prática de transfusão de sangue, seja ele durante ou após seu início. As reações transfusionais podem ser classificadas de acordo com o tempo de sua manifestação e causa e divididas em imediatas ou tardias, imunológicas e não imunológicas (Tabela 1).

TABELA 1 Classificação das reações transfusionais adversas

Reações transfusionais	Imunológicas	Não imunológicas
Imediatas	Hemolítica aguda	Contaminação bacteriana
	Febril não hemolítica	Sobrecarga circulatória
	Alérgica/urticária	Hemólise (causa mecânica)
	Anafilática	
	Lesão pulmonar aguda relacionada à transfusão	
Tardias	Aloimunização (a antígenos eritrocitários)	Infecções (hepatites B e C, HTLV I e II, HIV, Chagas, sífilis etc.)
	Aloimunização HLA	
	Doença do enxerto *versus* hospedeiro transfusional	
	Púrpura pós-transfusional	
	Imunomodulação	
	Sobrecarga de ferro	

Fonte: Brasil, 2007.

Em relação ao tempo, consideramos incidente transfusional imediato (ITI) aquele que acontece durante o processo de transfusão sanguínea ou até 24 horas de seu início, e incidente transfusional tardio aquele que ocorre após 24 horas da administração do hemocomponente.

Quando não possuem característica infecciosa, as reações transfusionais podem ser caracterizadas como imunológicas ou não imunológicas. As não imunológicas abrangem a sobrecarga volêmica, a hipotermia e a hipercalemia. As imunológicas, por sua vez, abrangem as reações hemolíticas, alérgicas, edema pulmonar e febris.

Incidentes relacionados à incompatibilidade sanguínea normalmente acontecem durante o processo de transfusão ou logo após, devido ao fato de a célula sanguínea dispor em sua superfície de inúmeros antígenos. Tais antígenos podem fomentar uma produção de anticorpos equivalentes, o que irá resultar em reações hemolíticas ou não hemolíticas. Em sua maioria, estão associados a erro na identificação do doador ou receptor.

REAÇÕES HEMOLÍTICAS

As reações hemolíticas ocorrem principalmente em decorrência de erro na tipagem sanguínea, na identificação da bolsa e/ou do paciente ou por sensibilização anterior, a qual pode ocorrer por contaminação prévia do indivíduo por células estranhas, durante transfusões anteriores (condição patológica) ou por contaminação durante o parto (condição fisiológica). Ocorre hemólise intravascular aguda de glóbulos vermelhos transfundidos, com consequente queda da pressão arterial de oxigênio, ativação do sistema de coagulação e consumo de fatores da coagulação, causando um estado de hipocoagulabilidade. Ainda, pela destruição de hemácias, o quadro de anemia pode se agravar, e os restos de células vermelhas rotas na circulação irão comprometer a microcirculação, principalmente a glomerular renal. Como consequência, pode haver febre, náusea, vômitos, diarreia, rigidez muscular, entre outros sintomas.

Durante o procedimento anestésico-cirúrgico, alguns sinais devem ser motivo de atenção durante a transfusão, como a piora dos parâmetros hemodinâmicos, com agravamento da hipotensão arterial apesar da reposição de sangue; o aumento do sangramento no campo operatório, bem como oligúria e presença de urina escurecida, devido a hemoglobinúria. O tratamento deve ser feito com interrupção imediata de transfusão e retipagem sanguínea, tanto da bolsa como do paciente, bem como hidratação agressiva, administração de diuréticos (manitol e/ou furosemida), monitorização da pressão venosa central, débito urinário, nível de potássio plasmático e coagulograma.

Algumas reações do tipo hemolítico podem ocorrer tardiamente. Os sinais mais frequentes incluem febre, diminuição dos níveis de hemoglobina, icterícia e hemoglobinemia, que aparecem entre o quinto e o décimo dia após a transfusão.

SOBRECARGA CIRCULATÓRIA ASSOCIADA À TRANSFUSÃO (TACO)

Trata-se de uma complicação frequente relacionada à transfusão e, talvez, a mais evitável. Pode variar em 1% de casos reportados, 8% em idosos em pós-operatório e até 11% em pacientes críticos. Caracteriza-se por uma forma de edema pulmonar devido ao excesso de volume ou sobrecarga circulatória, com manifestação de sintomas em até 6 horas do início da transfusão. Os sintomas podem abranger insuficiência respiratória, hipoxemia ($PaO_2/FiO_2 < 300$ ou $SpO_2 < 90\%$ ar ambiente), infiltrado pulmonar bilateral à radiografia de tórax, aumento da pressão venosa central, evidência de falência do ventrículo esquerdo, aumento de BNP (peptídeo natriurético atrial) e balanço hídrico positivo. Os riscos de desenvolver TACO (*transfusion-associated circulatory overload*) estão diretamente relacionados à idade (> 70 anos), disfunção sistólica ou diastólica do ventrículo esquerdo, disfunção aórtica ou mitral, anemia euvolêmica, balanço hídrico positivo, hipertensão arterial, fibrilação atrial e insuficiência renal.

O manejo consiste na identificação dos pacientes com fatores de risco, transfusão titulada (exceto em cenários críticos), monitorização da pressão arterial e dos sinais vitais durante e após 6 horas do início da transfusão. A administração profilática de diuréticos, como furosemida, ainda é controversa.

LESÃO PULMONAR AGUDA RELACIONADA À TRANSFUSÃO (TRALI)

Trata-se de uma complicação grave e potencialmente fatal, na qual o paciente desenvolve lesão pulmonar de início rápido e edema pulmonar não cardiogênico devido a ativação de células imunes no pulmão. Os sintomas podem aparecer em até 6 horas do início da transfusão, cursando com hipoxemia ($SpO_2 < 90\%$ em ar ambiente), febre, hipotensão, cianose, secreção rosa espumosa de vias aéreas no tubo endotraqueal, imagem de infiltrado pulmonar bilateral e ausência comprovada de congestão pulmonar.

TRALI (*transfusion-related acute lung injury*), sobretudo, é um diagnóstico clínico, cuja patogênese ainda não é completamente conhecida. A teoria mais aceita é a de modelo de dois *hits*: o primeiro *hit* propõe que os neutrófilos do paciente são preparados para ativação de acordo com sua condição clínica de base, relacionado a fatores de risco como abuso crônico de álcool, transplante hepático, choque, tabagismo, balanço hídrico positivo, pressão de pico aumentado nas vias aéreas durante ventilação mecânica, baixos níveis de IL-10 e inflamação sistêmica. O segundo *hit* envolve a ativação desses neutrófilos por substâncias do produto transfundido (anticorpos para antígenos leucocitários humanos – HLA – ou modificadores de resposta).

No manejo de TRALI, ainda não há terapia específica, e a principal recomendação inclui a interrupção imediata da transfusão e notificação ao serviço transfusional, suporte com oxigênio suplementar e ventilatório, com estratégias de proteção pulmonar quando clinicamente indicado e manejo hemodinâmico criterioso. A mortalidade é significativa.

Como forma de prevenção, os doadores notificados em um caso anterior de TRALI são permanentemente impedidos de futura doação por aférese de plaquetas ou plasma e possivelmente doação de sangue total. Multíparas têm maior probabilidade de formar anticorpos anti-HLA, e a maioria dos países ricos em recursos fornece produtos com alto volume de plasma predominantemente de doadores do sexo masculino ou doadores do sexo feminino sem gestação anterior. O hemocomponente mais comumente ligado À TRALI são as plaquetas.

SEPSES

As sepses relacionadas à transfusão têm uma incidência estimada de 1 para cada 100.000 unidades transfundidas e são atribuídas ao crescimento bacteriano no derivado do sangue. As plaquetas têm as maiores taxas de contaminação devido às suas características de estocagem. Pronto reconhecimento e antibioticoterapia empírica são recomendados.

REAÇÕES ALÉRGICAS

Outro tipo de reação que pode ocorrer com mais frequência, mas que felizmente é menos grave, é a reação alérgica, durante a qual serão observadas pápulas pelo corpo do paciente, podendo, em alguns raros casos, cursar com edema de glote. Normalmente, o uso de anti-histamínicos e a diminuição do fluxo de infusão do sangue já são suficientes para corrigir o problema. O uso de cortisona e de catecolaminas geralmente não está indicado, mas, se necessário, são suficientes a hidrocortisona endovenosa na dose de 1,5 $mg.kg^{-1}$ de peso corpóreo, a cada 6 horas, e em casos mais graves a epinefrina na dose de 0,3 a 0,5 mL por via subcutânea.

REAÇÕES IMUNOALÉRGICAS

Os efeitos imunossupressores das transfusões foram avaliados em diversos estudos clínicos e experimentais, mas o mecanismo que fundamenta as diversas alterações ainda não foi totalmente elucidado. Não há marcadores específicos para a imunossupressão relacionada à transfusão, entretanto maior risco de infecção e inflamação é observado e demonstrado na literatura.

REAÇÃO FEBRIL NÃO HEMOLÍTICA

A reação febril não imune tem incidência de 1% nas transfusões e é caracterizada pelo aumento de 1°C na temperatura corporal, podendo ser acompanhada de tremores, hipertensão e taquicardia. Sua fisiopatologia é explicada pela ligação de anticorpos do receptor aos leucócitos do doador. Trata-se de um diagnóstico de exclusão, visto que reações transfusionais mais graves devem ser descartadas. O tratamento pode ser apenas com antitérmicos e interrupção da infusão do hemocomponente.

HEMÓLISE NÃO IMUNE

Essa hemólise acontece quando há necessidade de transfusão maciça e em curto espaço de tempo, devido a grandes perdas sanguíneas e risco iminente de morte. Nessa situação, o uso de bombas de infusão com roletes (tensão mecânica sobre o equipo) e o uso de bombas de circulação extracorpórea fazem com que ocorra hemólise. Da mesma maneira, o uso concomitante e no mesmo ponto de infusão de soluções incompatíveis com o sangue (como soluções hipotônicas ou hipertônicas), variações extremas de temperatura (congelamento – aquecimento) e, ainda, compressões externas da bolsa podem levar a algum grau de hemólise. Essas situações devem ser evitadas na medida do possível. Porém, durante grandes sangramentos, em que a gravidade do caso impõe reposição rápida e maciça, o bom senso deve prevalecer.

COMPLICAÇÕES COM O USO DE SANGUE

Entre as demais complicações possíveis, destacam-se a intoxicação pelo anticoagulante (citrato), a hipotermia, a hiperpotassemia (transitória e dependente da velocidade de infusão), as alterações ácido-base, a formação de microêmbolos, a queda da quantidade da enzima 2,3 DPG e a possibilidade de transmissão de doenças.

Intoxicação pelo anticoagulante

O anticoagulante utilizado mais comumente é o citrato de sódio, na forma citrato-fosfato-dextrose (CPD), que, por conter citrato, age impedindo as ações do cálcio no processo de coagulação. O quadro de intoxicação é composto de hipotensão arterial, estreitamento da pressão de pulso, aumento das pressões venosa central e diastólica final intraventricular, achatamento da onda T, prolongamento do intervalo QT e alargamento do complexo QRS. O tratamento com cálcio é necessário, e a quantidade a ser administrada deverá ser baseada na concentração de cálcio plasmático; entretanto, como regra prática, podem-se administrar de 5 a 10 $mg.kg^{-1}$ de cálcio após a transfusão de uma bolsa de hemocomponente e, a seguir, a mesma dose após cada quatro hemocomponentes.

CONCLUSÃO

A transfusão de produtos derivados do sangue é um procedimento médico bastante realizado, parte da prática clínica do anestesiologista. Deve ser indicada de forma judiciosa, no intuito de manter a oferta tecidual de oxigênio, bem como a correção de discrasias sanguíneas em determinadas situações. A despeito de um rigoroso critério clínico para a sua indicação, tal procedimento não está isento de riscos, sendo seu conhecimento e manejo de grande relevância. Por fim, lembramos que processos como leucorredução, irradiação e lavagem das hemácias também podem ser empregados para diminuir o risco de reações transfusionais.

REFERÊNCIAS BIBLIOGRÁFICAS

1. Aubron C, Aries P, Le Niger C, Sparrow RL, Ozier Y. How clinicians can minimize transfusion-related adverse events? Transfus Clin Biol. 2018;25(4):257-61.
2. Brasil. Agência Nacional de Vigilância Sanitária. Manual técnico de hemovigilância: investigação das reações transfusionais imediatas e tardias não infecciosas. Brasília, DF: Anvisa; 2007.
3. Raval JS, Griggs JR, Fleg A. Blood product transfusion in adults: indications, adverse reactions, and modifications. Am Fam Physician. 2020;102(1):30-8.
4. Roubinian N. TACO and TRALI: biology, risk factors, and prevention strategies. Hematology Am Soc Hematol Educ Progr. 2018;2018(1):585-594.
5. Semple JW, Rebetz J, Kapur R. Transfusion-associated circulatory overload and transfusion-related acute lung injury. Blood. 2019;133(17):1840-53.
6. Squires JE. Risks of transfusion. South Med J. 2011;104(11):762-9.
7. Toy P, Gajic O, Bacchetti P, Looney MR, Gropper MA, Hubmayr R, et al. Transfusion-related acute lung injury: incidence and risk factors. Blood. 2012;119(7):1757-67.
8. van Wonderen SF, Klanderman RB, Vlaar APJ. Understanding transfusion-related acute lung injury (TRALI) and its complex pathophysiology. Blood Transfus. 2022;20(6):443-5.
9. Cangiani LM. Reações ao uso de sangue e hemocomponentes. In: Cangiani LM, Carmona JFC, et al. (eds.). Tratado de anestesiologia SAESP, 9.ed. São Paulo: Editora dos Editores; 2021.

Sangramento em cirurgia cardíaca

Marcus Vinicius Figueiredo Lourenço
Eduardo Ferro Mocsári

DESTAQUE DO TEMA

1. O sangramento em cirurgia cardíaca é prevalente e tem origem multifatorial, cirúrgica e não cirúrgica.
2. A utilização da circulação extracorpórea é mais um fator de risco independente para sangramento, mas o paciente pode apresentar causas diferentes concomitantes.
3. Estratificar o risco de sangramento com escores específicos pode ser útil.
4. Utilizar conceitos de *patient blood management* no perioperatório da cirurgia cardíaca parece ser um bom caminho.
5. A coagulopatia, assim que identificada, deve ser tratada precocemente, sendo os testes viscoelásticos a ferramenta ideal para guiar essa terapêutica.

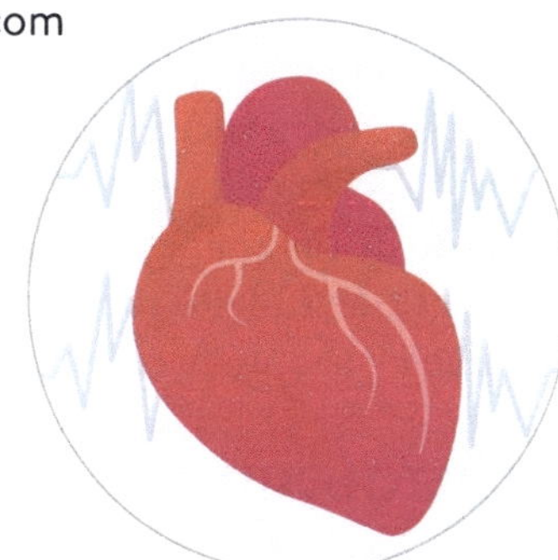

INTRODUÇÃO

O sangramento em cirurgias cardíacas é frequente, chegando a ocorrer em até 15% dos procedimentos, principalmente em cirurgias nas quais a circulação extracorpórea (CEC) é utilizada.

A origem do sangramento é multifatorial, podendo ser cirúrgica ou não cirúrgica. Começa a se manifestar durante ou logo após o procedimento e pode acontecer devido a diversos fatores como hemostasia cirúrgica inadequada, recirculação de heparina, plaquetopenia, disfunção plaquetária, deficiência de fatores de coagulação e hiperfibrinólise. Apesar de esses serem alguns dos principais fatores relacionados ao sangramento em cirurgia cardíaca, é importante se lembrar sempre de garantir condições básicas para que a coagulação ocorra, como níveis adequados de cálcio, pH e temperatura, além de checar o uso de fármacos anticoagulantes e antiagregantes que também podem ser causadores de sangramento e, sempre que possível, devem ser suspensos ou revertidos, levando em conta o risco-benefício.

A diferenciação das causas do sangramento na prática não é uma tarefa simples, portanto a coagulopatia deve ser identificada e tratada precocemente, de modo a reduzir sangramento e transfusões, além de evitar o retorno do paciente para a sala operatória, evento indesejável que aumenta significativamente a morbimortalidade e os custos hospitalares.

ETIOLOGIA

Vários fatores estão relacionados a um aumento no risco aumentado de sangramento, transfusões e reabordagem cirúrgica. Alguns fatores são relacionados ao paciente, como idade avançada, gênero feminino e superfície corpórea reduzida, e outros são relacionados ao procedimento cirúrgico, como uso de CEC, cirurgias de urgência/emergência e múltiplos procedimentos em um único tempo.

Cirurgias com utilização de CEC estão associadas a risco significativamente aumentado de sangramento quando comparado a cirurgias sem utilização de CEC. Isso se deve muito provavelmente a plaquetopenia, disfunção plaquetária e consumo de fatores de coagulação.

FISIOPATOLOGIA

Sangramento anormal em cirurgia cardíaca pode ter diversas causas, entre elas o uso pré-operatório de anticoagulantes e/ou antiagregantes plaquetários, coagulopatias adquiridas e hemostasia cirúrgica inadequada. Algumas vezes, o mesmo paciente pode sofrer dessas três causas simultaneamente.

Durante a cirurgia cardíaca com CEC, o sistema de coagulação sofre grandes alterações. Primeiramente, o paciente é submetido a um trauma cirúrgico importante, que abrange a esternotomia, secção de vasos e canulação de artérias e veias, eventos que levam a ativação da cascata de coagulação. Em segundo lugar, o sangue

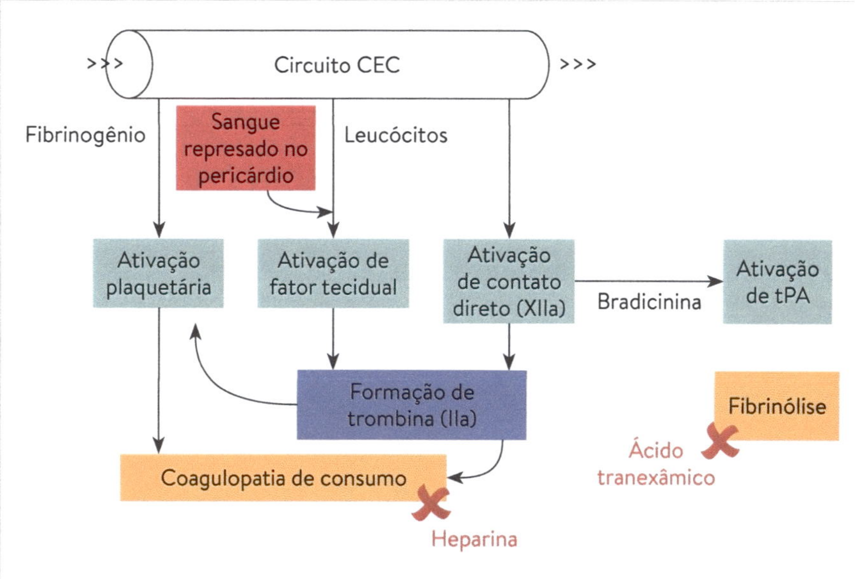

FIGURA 1 Circulação extracorpórea (CEC).

circula por uma grande superfície de materiais sintéticos e carregados negativamente do circuito de CEC, que apesar da heparinização é muito trombogênico.

A exposição do sangue à superfície do circuito está relacionada com a ativação de vários sistemas celulares e humorais, uma das principais causas de disfunção plaquetária. Pensou-se durante muito tempo que a formação de trombina durante a CEC ocorria devido a ativação da via intrínseca da coagulação a partir da ativação do fator XII, porém hoje se sabe que leucócitos que entram em contato com a superfície do circuito são ativados e expressam fator tecidual, acionando também a via extrínseca da coagulação, que desempenha um importante papel nesse processo. Com isso, as duas vias levam à ativação da trombina e ao consumo dos fatores de coagulação, desencadeando uma coagulopatia de consumo. A trombina é um importante ativador plaquetário que causa mais degranulação de plaquetas, potencializando ainda mais a ativação hemostática.

Durante a CEC, o paciente é heparinizado para evitar coagulopatia de consumo e formação de microtrombos no circuito, que podem ser embolizados e levar a isquemia de órgãos.

A ativação da via intrínseca da coagulação leva à formação de calicreína, que aumenta a formação de bradicinina. A bradicinina ativa o ativador do plasminogênio tecidual, clivando plasminogênio em plasmina, o que gera a degradação de coágulos recém-formados (fibrinólise). Geralmente a bradicinina é inativada na circulação pulmonar, porém, durante a CEC, ocorre um *bypass* e consequente acúmulo de bradicinina. Essa é a causa de fibrinólise maciça na cirurgia cardíaca, normalmente tratada com o uso de drogas antifibrinolínicas (ácido tranexâmico ou ácido épsilon-aminocaproico).

TABELA 1 Fatores perioperatórios que influenciam a hemostasia na cirurgia cardíaca com circulação extracorpórea

Trauma cirúrgico
Esternotomia
Secção de vasos
Canulação arterial e venosa
Circulação extracorpórea
Coagulopatia de consumo
Hiperfibrinólise
Manejo de anticoagulação
Heparina
Protamina
Outros fatores adicionais
Acidose
Hemodiluição
Hipocalemia
Hipotermia

Depois da CEC, o efeito anticoagulante da heparina deve ser revertido para restabelecer a hemostase e prevenir o sangramento pós-operatório. A protamina é a droga geralmente utilizada para esse propósito, pois ela se liga e inativa a heparina em uma proporção de 1:1. Contudo, em doses elevadas, a protamina pode ter ação anticoagulante, causando inibição da função plaquetária, disfunção de fatores de coagulação e hiperfibrinólise, logo o manejo adequado da protamina é essencial para atingir uma coagulação adequada pós-CEC.

Outros distúrbios perioperatórios durante a cirurgia cardíaca podem levar ao comprometimento das condições básicas para formação do coágulo: níveis adequados de cálcio, pH e temperatura. Esses fatores devem ser otimizados para prevenir uma causa não cirúrgica do sangramento. Perfusão tecidual inadequada leva a acidose láctica, que prejudica a formação do coágulo e causa instabilidade hemodinâmica, principalmente no paciente cardiopata. O manejo desses pacientes deve ser cauteloso, pois a administração de fluidos para corrigir a hipoperfusão pode levar à diluição de fatores pré-hemostáticos, prejudicando também a coagulação. Transfusão de hemácias pode melhorar a oxigenação tecidual, mas também causa diluição de fatores. O cálcio é um fator importante na ativação dos fatores de coagulação, e a administração concomitante do citrato (conservante dos concentrados de hemácias) durante transfusões pode levar a hipocalcemia, portanto deve-se ter atenção aos níveis de cálcio no intraoperatório e suplementar quando necessário. A hipotermia inibe a ação enzimática e deve ser prevenida para evitar coagulopatia pós-operatória.

PREDIÇÃO DE RISCO

Muitos estudos identificaram fatores de risco para sangramento e transfusão que incluem fatores relacionados ao paciente e à cirurgia.

TABELA 2 Fatores associados ao aumento do risco de sangramento, transfusão e necessidade de reabordagem cirúrgica

Idade avançada
Área de superfície corpórea reduzida
Sexo feminino
Disfunção ventricular esquerda
Disfunção renal ou hepática
Disfunção plaquetária prévia/uso de antiagregantes
Anemia pré-operatória
Cirurgias de urgência/emergência
Circulação extracorpórea prolongada

Apesar de esses fatores indicarem aos clínicos os pacientes de alto risco, eles têm um valor preditivo individual muito baixo. Por conta disso, muitos estudos desenvolveram escores para determinar melhor quais pacientes estariam em risco de sangramento. Entre os escores mais utilizados atualmente temos o WILL-BLEED, TRUST, CRUSADE, ACTION e PAPWORTH. Eles têm um valor preditivo interessante e podem ser facilmente incorporados na prática diária.

PREVENÇÃO DE TRANSFUSÃO

Tratamento de anemia pré-operatória

A anemia no pré-operatório de cirurgia cardíaca é um problema muito comum, que acomete mais de 30% dos pacientes. Entre as principais causas está a anemia por doenças crônicas e a anemia secundária à insuficiência renal. Muitos estudos identificam essa anemia como um fator de risco importante para transfusão perioperatória, morbidade e mortalidade em curto e longo prazo, e o seu tratamento mostrou reduzir a transfusão perioperatória e melhorou o desfecho geral. Portanto, uma avaliação pré-operatória minuciosa deve ser direcionada para identificar esse problema e buscar opções de tratamento. *Guidelines* recentes da European Society of Anaesthesiology (ESA) recomendam a otimização pré-operatória da hemoglobina com infusão de ferro com ou sem eritropoietina para pacientes selecionados, mas o papel definitivo dessa terapia ainda precisa ser melhor estabelecido.

Cell saver

O uso de *cell saver* é um método já muito bem estabelecido para a redução de transfusão de hemácias não apenas em cirurgia cardíaca, mas também em uma série de outros procedimentos. O método funciona da seguinte maneira: o sangue é aspirado do campo cirúrgico ou do circuito da CEC e processado na máquina, e apenas as hemácias são reinfundidas no paciente. É uma boa estratégia porque remove a maioria dos componentes indesejados e fornece um concentrado de hemácias lavadas com hematócrito de até 50-60%, aumentando os níveis de hemoglobina sem necessidade de transfusão alogênica.

Gatilhos transfusionais

Nas últimas décadas, vários estudos clínicos randomizados grandes foram publicados em busca de um gatilho transfusional ideal para cirurgias cardíacas visando à redução na transfusão de hemocomponentes e hemoderivados. Esses estudos propõem duas estratégias de manejo transfusional: restritivo ou liberal, estabelecendo níveis de hemoglobina que desencadeiam a transfusão de hemácias. O *guideline* mais atual da ESA recomenda a adoção de uma estratégia restritiva, baseado em extensa evidência que indica uma redução na transfusão sem aumento do risco de mortalidade ou morbidade importante. Apesar disso, historicamente os resultados são conflitantes, e ainda hoje o gatilho ideal ainda é matéria de grande debate, algo compreensível tendo em vista a complexidade dos processos que envolvem a oxigenação tecidual.

Quando a entrega de oxigênio (DO_2) supre a demanda de oxigênio (VO_2), ocorre o metabolismo aeróbico. Quando há um desequilíbrio entre a oferta e a demanda, ocorre o metabolismo anaeróbio e produção de lactato. A transfusão de hemácias tem o objetivo de aumentar o conteúdo arterial de oxigênio, porém a oxigenação depende também de variáveis como o débito cardíaco e a saturação arterial de oxigênio. Além disso, fatores como função ventricular esquerda (prejuízo na DO_2) e temperatura (redução na VO_2) podem influenciar de maneira importante e são difíceis de incorporar nos estudos clínicos. Portanto, devem-se utilizar vários parâmetros para monitorizar a oxigenação tecidual ($ScvO_2$, lactato, frequência cardíaca, pressão arterial, *gap* de CO_2 etc.) para atingir um racional transfusional adequado e individualizar as condutas.

PREVENÇÃO DE COAGULOPATIA

Parar anticoagulantes e antiagregantes plaquetários

Muitos pacientes que vão para a cirurgia cardíaca estão em uso de anticoagulantes e antiagregantes plaquetários, e a interrupção dessas medicações é importante para o controle adequado do sangramento perioperatório. Existem *guidelines* que definem o tempo ideal para interrupção ou até mesmo reversão de cada fármaco. Contudo, com a interrupção da anticoagulação, o risco de trombose aumenta, e durante o perioperatório deve-se avaliar caso a caso, considerando o benefício da redução de transfusões e o risco de complicações trombóticas. Em casos de emergência, em que o paciente vai para a cirurgia anticoagulado ou antiagregado, devem-se ter drogas para reversão, hemocomponentes e hemoderivados à disposição.

Antifibrinolíticos

O uso de antifibrinolíticos para prevenir a quebra do coágulo é prática comum e tem sido aplicado nos mais diversos tipos de cirurgia. Durante a cirurgia cardíaca, especialmente durante o uso de CEC, esse uso é ainda mais justificado. Atualmente o ácido tranexâmico e o ácido épsilon-aminocaproico têm sido as drogas mais utilizadas para prevenir a hiperfibrinólise e reduzir o sangramento perioperatório. A dosagem varia muito, todas comprovando benefício, mas doses maiores que 50 mg/kg de ácido tranexâmico não devem ser utilizadas, pois podem aumentar o risco de convulsões no pós-operatório e piorar o desfecho.

Anticoagulação durante a circulação extracorpórea

A heparina é administrada durante cirurgias cardíacas com CEC para prevenir a ativação da coagulação e formação de microtrombos, contudo pouca evidência existe sobre o regime de anticoagulação ideal. O alvo do tempo de coagulação ativada (TCA) é de 400-480 s, racional que mostrou sua eficácia ao longo dos anos, mas que pode não se refletir no real nível de anticoagulação do paciente. Alguns estudos recentes mostraram vantagens em regimes com níveis mais baixos de anticoagulação (TCA 180-250 s); apesar de essa não ser uma prática comum, há uma fragilidade no método. Hoje, na era da tromboelastometria, sabe-se que, mesmo após a reversão da heparina confirmada pelo TCA, podem-se identificar alterações na relação INTEM/HEPTEM que evidenciam efeito residual de heparina, passíveis de correção com doses adicionais de protamina.

Apesar dos avanços no desenvolvimento de circuitos biocompatíveis e revestidos com heparina, a heparinização durante a CEC ainda é necessária, e a monitorização dos efeitos da heparina continua sendo um grande desafio na prática diária da anestesia cardiovascular.

Dose de protamina

Classicamente a heparina tem sido revertida com a protamina após o término da CEC em cirurgias cardíacas. A proporção clássica de protamina para reversão é de 1:1, porém sabe-se que durante a CEC parte da heparina administrada é metabolizada – o que deve ser levado em consideração na dose de reversão, principalmente por conta do efeito da protamina livre de inibir a função plaquetária, incluindo as vias da adenosinadifosfato (ADP) e do peptídeo ativador do receptor de trombina (TRAP). Isso tem levado a diversos estudos utilizando doses menores de protamina para reversão da anticoagulação (1:0,6-0,8), com boa eficácia. Estudos clínicos randomizados confirmaram que a sobredose de protamina está associada a aumento significativo das perdas sanguíneas, necessidades transfusionais e necessidade de reabordagem. Atualmente a tromboelastometria tem auxiliado na detecção de efeito residual de heparina (CT INTEM/CT HEPTEM > 1,25).

MONITORIZAÇÃO DA COAGULAÇÃO

O sangramento em cirurgia cardíaca tem diversas causas, e existem diversos algoritmos diagnósticos que auxiliam na identificação da causa e guiam o tratamento. Primeiro, é importante distinguir entre um sangramento cirúrgico (70%) ou não cirúrgico (30%). Em seguida, o sangramento de coagulopatia, ou "babação", tem diversas causas em cirurgia cardíaca, como formação de trombina reduzida (deficiência de fator de coagulação, heparina residual ou sobredose de protamina), hipofibrinogenemia, trombocitopenia, disfunção plaquetária ou hiperfibrinólise. Obviamente, o mesmo paciente pode ter mais de uma causa ao mesmo tempo.

Clinicamente, pode ser difícil distinguir entre os dois tipos de sangramento, e muitas vezes o tratamento se dá de forma simultânea. É importante lembrar que, quando a perda sanguínea persiste, a coagulopatia pode ser induzida ou agravada pela diluição, consumo e perda de componentes pré-hemostáticos (plaquetas e fatores de coagulação); logo, é preciso reverter o estado de coagulopatia para prevenir mais sangramento e transfusões.

Tempo é vida em um sangramento importante. Nesse contexto, testes de coagulacão convencionais têm utilidade limitada para guiar decisões, devido à demora para obter resultados (30 a 90 minutos). Em contraste, a tromboelastometria tem seus primeiros resultados em 5 a 15 minutos. A amplitude do coágulo em 5 e 10 minutos (A5 e A10) após o tempo para iniciar a formação do coágulo (*clotting time*: CT) se correlaciona muito bem com o *maximum clot firmness* (MCF); níveis de fibrinogênio e contagem de plaquetas são peças fundamentais na análise precoce desse exame. A tromboelastometria não apenas permite o tratamento mais precoce da coagulopatia quando comparado com os testes convencionais, como também é superior em avaliar o risco de sangramento e transfusão em diversos cenários.

Algoritmos de manejo do sangramento perioperatório guiados por tromboelastometria são eficazes em reduzir taxas transfusionais, complicações e custos hospitalares. Diversos estudos clínicos randomizados e metanálises criaram evidência de que o uso de algoritmos baseados em tromboelastometria no contexto de sangramento agudo resultou em melhora na segurança do paciente e nos desfechos, incluindo morbidade e mortalidade perioperatória. Contudo, a implementação desse exame requer treinamento técnico e de interpretação, educação e logística, assim como colaboração e comunicação interdisciplinar.

TRATAMENTO

Uma vez identificado que a causa do sangramento é coagulopatia, o tratamento direcionado deve ser prontamente iniciado. Em cirurgia cardíaca, a janela de tempo para intervir na coagulação do paciente é curta, variando de 30 a 45 minutos entre a reversão da heparina e transporte para UTI, portanto o diagnóstico e o tratamento precoces são essenciais.

Atualmente, a tromboelastometria é o exame padrão-ouro no diagnóstico e tratamento da coagulopatia perioperatória. A neutralização da heparina nos seus reagentes líquidos possibilita a análise de amostras de sangue com altas concentrações de heparina ao final da CEC, permitindo antecipar distúrbios de coagulação pós-CEC antes mesmo da reversão da heparina, reduzindo o tempo para início do tratamento.

Em cirurgia cardíaca, antes de qualquer intervenção na coagulação, é preciso avaliar se há efeito residual de heparina ou sobredose de protamina. O TCA alargado não é específico para efeito residual de heparina; inclusive em centros que fazem a reversão da heparina 1:1, uma sobredose de protamina pode ser responsável por esse alargamento. A tromboelastometria pode auxiliar no diagnóstico do efeito residual da heparina, evidenciando um aumento na relação CT INTEM/CT HEPTEM. Em contraste, a sobredose de protamina é evidenciada por um alargamento no TCA, mas com uma relação CT INTEM/CT HEPTEM normal.

Em seguida, deve-se avaliar o fibrinogênio, fator-chave em cirurgias cardiovasculares, porque é diluído e consumido durante a CEC. Na tromboelastometria, é avaliado pelo FIBTEM, e uma baixa amplitude nesse teste pode comprometer toda a cascata de coagulação e ser a causa de alterações no TCA, CT INTEM, CT HEPTEM e CT EXTEM. Por isso, a identificação e o tratamento precoce da hipofibrinogenemia são essenciais. Crioprecipitado e concentrado de fibrinogênio podem ser utilizados para repor os níveis de fibrinogênio e restabelecer uma hemostasia adequada. Para fins de reposição, podemos utilizar os cálculos: dose de fibrinogênio (g) = delta A5 FIBTEM (mm) × peso (kg) / 160. Podemos considerar que 1 g de fibrinogênio (50 mL) = 5 U de crioprecipitado (100 mL).

Trombocitopenia e disfunção plaquetária são comuns após CEC e devem ser considerados como causa de sangramento no intra e no pós-operatório. A tromboelastometria consegue avaliar quantitativamente as plaquetas, permitindo a identificação de trombocitopenia de maneira rápida durante o intraoperatório. A transfusão de plaquetas (1 aférese) gera um aumento de 8-10 mm no A5 EXTEM, o que pode ser utilizado para guiar a transfusão. Os testes viscoelásticos não conseguem avaliar as plaquetas qualitativamente, logo não são capazes de detectar efeito de drogas antiplaquetárias, CEC e protamina sobre a função plaquetária. Para avaliação qualitativa, pode-se utilizar o ROTEM® platelet, teste complementar à tromboelastometria que tem muita utilidade em cirurgias cardiovasculares, possibilitando a detecção de alterações na função plaquetária durante o intraoperatório. Pode ser útil, também, no período pré-operatório para pacientes em uso de antiagregantes plaquetários (antagonistas do ADP) e outras drogas ou condições clínicas que possam alterar a função plaquetária nas suas diferentes vias.

A deficiência na formação de trombina é um problema que pode ocorrer em última instância após a CEC em cirurgias cardíacas. Quando temos ausência de hiperfibrinólise e níveis adequados de fibrinogênio e plaquetas, a deficiência de fatores pode ser evidenciada por um alargamento no CT do EXTEM e/ou INTEM, que avaliam a via extrínseca e intrínseca, respectivamente. Quando a deficiência é de fatores da via extrínseca, a reposição pode ser feita utilizando plasma fresco ou concentrado de complexo protrombínico, dando-se sempre preferência aos concentrados de fatores sintéticos, quando disponíveis, devido a menor taxa de complicações relacionadas à sua administração. Quando ocorre deficiência relacionada à via intrínseca, só temos como opção a reposição utilizando plasma fresco.

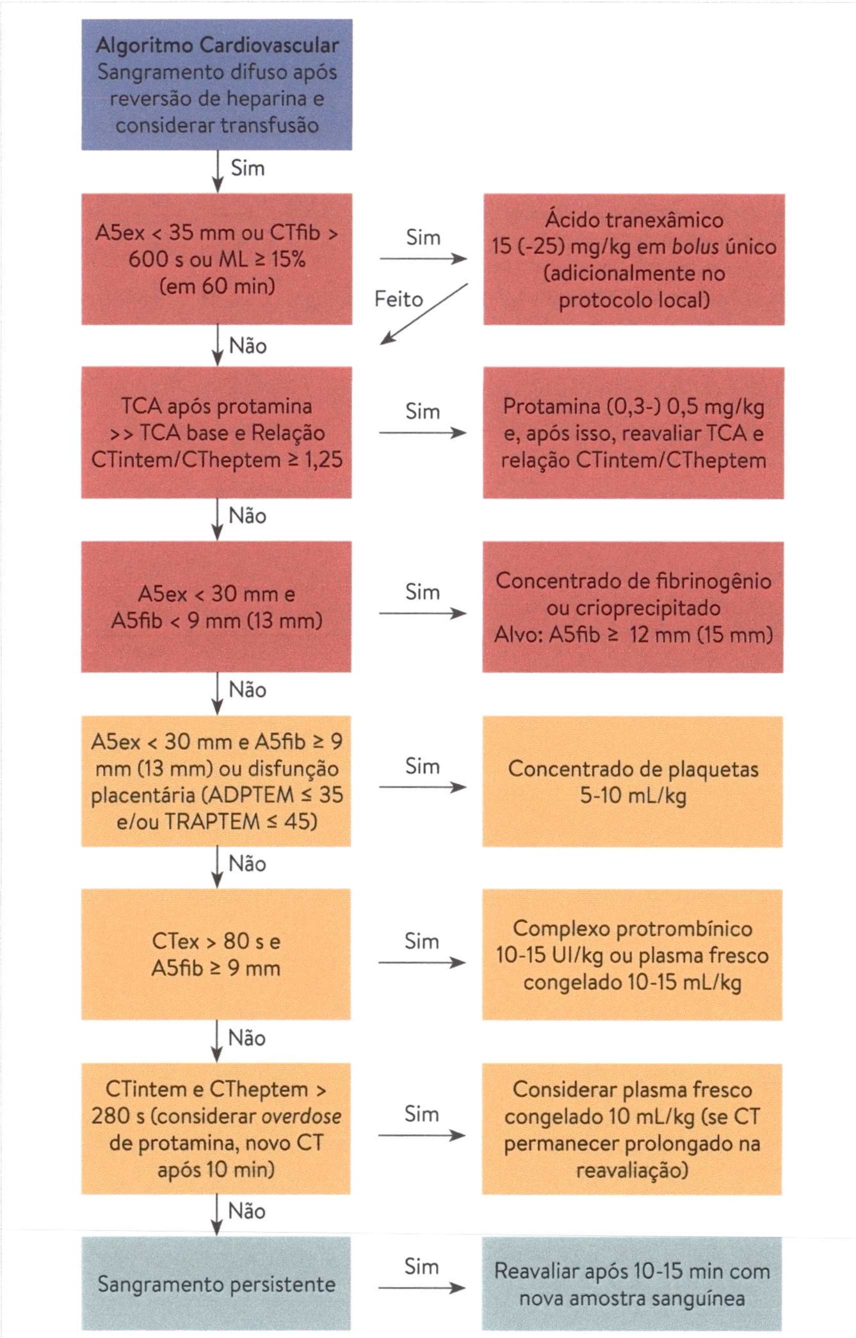

FIGURA 2 Coagulopatia.

REFERÊNCIAS BIBLIOGRÁFICAS

1. Görlinger K, Pérez-Ferrer A, Dirkmann D, Saner F, Maegele M, Calatayud AAP, et al. The role of evidence based algorithms for rotational tromboelastometry-guided bleeding management. Korean J Anesthesiol. 2019;72(4)297-322.
2. Meesters IM, Heymann C. Optimizing preoperative blood and coagulation management during cardiac surgery. Anesthesiol Clin. 2019;37(4):713-28.
3. Kaplan JA, Agoustides JGT, Manacke GR, Maus T, Reich RL. Kaplan's cardiac anesthesia. 7. ed. Elsevier; 2016.
4. Pagano D, Milojevic M, Meesters MI, Benedetto U, Bolliger D, von Heymann C, et al. 2017 EACTS/EACTA Guidelines on patient blood management for adult cardiac surgery. Eur J Cardiothorac Surg. 2018;53(1):79-111.
5. Görlinger K, Dirkmann D, Hanke AA. Potential value of transfusion protocols in cardiac surgery. Curr Opin Anaesthesiol. 2013;26(2):230-43.

Uso de exames convencionais no manejo da coagulopatia

Francisco Ricardo Marques Lobo
Adriana Erica Yamamoto Rabelo

DESTAQUE DO TEMA

1. A monitorização da coagulação sanguínea, durante o período perioperatório, é de enorme importância em cirurgias de grande porte, especialmente em pacientes graves, por causa da interação da hemostasia com os diversos sistemas orgânicos.
2. O controle é efetuado basicamente por testes de rotina ou convencionais (TP, INR, TTPa, TT, tempo de sangramento, contagem de plaquetas, fibrinogênio e D-dímeros) ou testes à beira do leito, *point of care* (tromboelastografia, tromboelastometria e Sonoclot).
3. Os testes de rotina, estáticos, oferecem pouca informação sobre a dinâmica da hemostasia, porque são realizados em laboratórios e em condições (pH, temperatura, reagentes) diferentes das do paciente.
4. O aspecto mais importante na compreensão dos distúrbios da coagulação, anterior à monitorização, é a avaliação pré-anestésica, dirigida por um questionário específico e por uma boa história clínica.

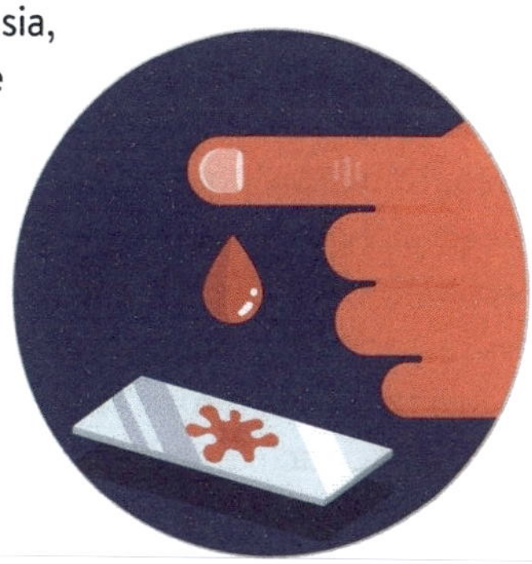

INTRODUÇÃO

Os testes convencionais de coagulação são ensaios funcionais que avaliam a taxa de formação do coágulo a partir do momento em que as hemostasias primária e secundária são ativadas. Esses testes são comumente utilizados para identificar defeitos da hemostasia sanguínea.

Monitorizar significa tomar medidas frequentes e repetidas para uma melhor compreensão de um processo, valorizando pequenos detalhes, tendências e padrões de mudança de alguns fenômenos. A monitorização da coagulação perioperatória é importante para diagnosticar causas potenciais de hemorragia, para guiar terapias hemostáticas e predizer o risco de sangramento em procedimentos cirúrgicos.

A hemostasia normal protege o organismo da hemorragia e da trombose, e, para isso, há o envolvimento de uma série de mecanismos fisiológicos e complexos atuando por mecanismos de *feedback* positivos e negativos.

Nos anos 1950, foi proposto um modelo de coagulação, chamado cascata da coagulação, baseado em uma sequência de etapas proteolíticas, nas quais zimógenos plasmáticos de serina eram transformados em enzimas. Cada enzima era responsável pela ativação de outro zimógeno na cadeia de reação sanguínea. O resultado dos eventos era a formação de trombina, a qual convertia uma proteína solúvel, o fibrinogênio, em um polímero insolúvel, a fibrina. A fibrina é a responsável pela estrutura basal do coágulo sanguíneo. Durante esse período, os hematologistas procuraram criar testes de coagulação para acompanhar coagulopatias congênitas ou adquiridas, como doença de von Willebrand, hemofilias A e B etc. Testes como tempo de protrombina (TP), tempo de tromboplastina parcial ativada (TTPa) e tempo de trombina (TT) foram projetados para avaliar anormalidades nas chamadas vias extrínseca, intrínseca e comum, respectivamente. Esses testes tornaram-se a base para a monitorização da coagulação sanguínea por muitos anos, mas nunca foram desenhados para predizer ou orientar condutas em sangramentos por coagulopatias perioperatórias. O entendimento atual da hemostasia tem dirigido o foco do entendimento para além da cascata de serina proteases; entretanto, a prática da anestesia/cirurgia tem mantido o foco nesses testes históricos.

Sabemos que a história clínica é importante para avaliar o risco de sangramento do paciente crítico. Entretanto, a compreensão da fisiopatologia e a instituição de um tratamento adequado estão baseadas nos achados laboratoriais. Dessa maneira, torna-se evidente o valor de se conhecer os objetivos e as limitações dos exames laboratoriais relacionados à hemostasia.

Os métodos modernos de monitorização são mais rápidos e mais precisos na identificação de alterações no sistema hemostático, porém os exames tradicionais são úteis na validação dessas novas tecnologias.

A monitorização perioperatória da coagulação é importante para o diagnóstico de causa potencial de hemorragia e para a predição do risco de sangramento durante o procedimento cirúrgico. A avaliação da coagulação tem sido feita pelos testes rotineiros, TP, INR, TTPa, TT, contagem de plaquetas, tempo de sangramento, fibrinogênio e D-dímeros. Entretanto, o valor desses testes tem sido questionado em eventos perioperatórios agudos, porque os resultados demoram de 20 a 30 minutos, são obtidos a partir do plasma e não do sangue total, são realizados em uma temperatura padrão de 37 °C e não na temperatura do paciente, e não informam nada sobre a função plaquetária.

TESTES CONVENCIONAIS OU "DE ROTINA"

São testes que utilizam o tempo como indicador da velocidade de formação do coágulo. Tanto o TP como o TTPa medem o tempo necessário para a formação de um coágulo formado apenas por fibrina sem a influência de plaquetas ou de hemácias. Devemos ter em mente que esses ensaios foram criados unicamente para o acompanhamento de coagulopatias congênitas raras, e eles não predizem ou determinam nível de risco de sangramento perioperatório. São testes realizados em plasma isolado por centrifugação a partir do sangue total. Quando a amostra de sangue anticoagulado (citrato ou EDTA) chega ao laboratório, o sangue é centrifugado e o plasma é retirado. A seguir, adicionam-se ao plasma o íon cálcio e outro reagente que vai determinar o tipo de reação. Para o TTPa, utiliza-se o caolim ou celite e, assim, mede-se o tempo necessário para a formação inicial do coágulo de fibrina.

TEMPO DE TROMBOPLASTINA PARCIAL ATIVADA

O TTPa é um dos testes da coagulação convencionais mais comum, o qual mede o tempo de coagulação a partir da ativação do fator XII (amplificação) para formar um coágulo estável (propagação). É útil clinicamente como teste para *screening* de deficiências, congênitas ou adquiridas dos fatores de coagulação, de anticoagulantes como argatrobana e hirudina. Também é útil para detectar o anticoagulante lúpico.

O TTPa é o teste de escolha para monitorar terapia com heparina não fracionada (HNF), embora a procura de anti-Xa seja o padrão-ouro para mensurar os efeitos da HNF. Os reagentes comerciais usados para produzir TTPa contêm tromboplastina parcial, a qual é um ativador de contato, substituindo fosfolípide plaquetário. A tromboplastina se combina com outro ativador de contato, como caolim, celite, sílica ou ácido elágico. A tromboplastina elimina a variabilidade causada pela alteração funcional e quantitativa das plaquetas. O valor referência do TTPa (menor que 40 s) poderá sofrer variação dependendo do aparelho de confecção, anticoagulante, tipo de tubo de coleta, tipo de reagente e lote do reagente.

TEMPO DE PROTROMBINA

Foi descrito por Quick em 1935 para quantificar a protrombina e avaliar os fatores II, V, VII e X da coagulação. O TP é sensível aos fatores relacionados à iniciação e propagação da hemostasia (ou, como se entendia no passado, a cascata da coagulação: sensível ao fator VII da via extrínseca e fatores II, V e X da via comum). O TP normalmente é usado para monitorar a terapia anticoagulante provocada por varfarina. O valor do TP pode estar prolongado em deficiência de vitamina K ou níveis elevados de heparina, anticorpos antifosfolípides e produtos de degradação da fibrina (PDF).

Em alguns países, é chamado de teste de Quick. O teste é feito adicionando reagente tromboplastina/$CaCl_2$ ao plasma do paciente. A tromboplastina é pré-aquecida para aumentar a ativação dos fatores da coagulação, e o anticoagulante preferido na coleta é o citrato de sódio. A adição do cloreto de cálcio serve para restaurar a concentração de cálcio ligado ao citrato. O resultado da coagulação é lido por aumento da impedância ou óptica, dependendo do aparelho. O valor referência, normalmente, é entre 10 e 13 segundos e varia com o tipo de tromboplastina utilizado e o método de detecção do coágulo.

RELAÇÃO NORMALIZADA INTERNACIONAL

A relação normalizada internacional (INR, *international normalized ratio*) foi instituída pela Organização Mundial da Saúde (OMS) em 1983 e expressa a uniformização dos resultados, pois leva em consideração a sensibilidade do reagente (tromboplastina) utilizado no ensaio. A determinação do INR foi um dos fatores que proporcionaram grande segurança ao tratamento dos anticoagulantes orais. Para a realização do TP, usa-se a tromboplastina que alguns laboratórios obtêm do cérebro do rato e outros do cérebro de coelhos. O valor obtido é comparado com um *pool* normal do dia, e, então, é determinada a porcentagem de atividade da protrombina. Uma mesma amostra sanguínea, se submetida a diferentes reagentes, poderá apresentar resultados de porcentagens de atividade muito diferentes, tornando perigosa a anticoagulação. Para normatizar os resultados, realiza-se a comparação da tromboplastina utilizada pelo laboratório com uma tromboplastina padrão (obtida de animal com linhagem genética idêntica), obtendo assim uma relação normalizada internacional. Uma mesma amostra tem de apresentar o mesmo valor de INR em diversos laboratórios, apesar de apresentar diferentes porcentagens de atividade de protrombina. O INR é obtido a partir da fórmula:

$$INR = (TP\ paciente/TP\ controle) \times ISI$$

Em que:
O TP controle é uma amostra de sangue normal.

O ISI (*international sensitivity index*) é um valor determinado para cada lote de tromboplastina comercialmente disponível.

A relação TP/INR foi criada para o acompanhamento de pacientes com doença de von Willebrand, deficiência de vitamina K ou uso de anticoagulantes orais. O valor referência para INR é de 0,8 a 1,2. Embora o TP e o TTPa tenham sido desenvolvidos para detectar grande parte das coagulopatias, existem algumas situações em que esses exames não são capazes de demonstrar. O risco de sangramento quando TP e/ou TTPa estiverem prolongados para um mesmo procedimento dependerá mais do tipo de fator envolvido do que o grau de alteração do exame. Pacientes com INR < 1,5 podem ser submetidos a procedimentos de grande porte sem aumento no risco de sangramento. Em algumas situações, podemos encontrar INR até menor que 1,5, porém, com risco aumentado para sangramento, esses pacientes geralmente têm associados quadros como disfunção plaquetária, acidose, hipotermia e fibrinólise. A atividade da protrombina (AP) varia entre 70% e 100%, podendo variar de acordo com o laboratório, reagente utilizado e equipamento.

TEMPO DE TROMBINA

O TT é a medida do tempo necessário para formar um coágulo quando a trombina é adicionada a uma amostra de plasma citratada. Mede a função da fase final da coagulação. O TT é considerado o terceiro teste de rotina da coagulação, porém pouco valorizado. O plasma é ativado por trombina bovina, e é anotado o tempo necessário para a formação inicial de fibrina. As anormalidades isoladas do final da coagulação são muito raras, sendo a mais comum a baixa concentração de fibrinogênio por hemodiluição. É mais razoável avaliar o fibrinogênio isoladamente do que encontrar uma anormalidade do fibrinogênio através da medida do TT. O valor normal do TT está situado entre 15 e 25 segundos. TT prolongado (> 25 s) pode ser encontrado em heparina, produtos de degradação da fibrina (PDF) circulando em alta concentração, anticorpos para trombina e anormalidades do fibrinogênio. Em pacientes recebendo trombolíticos, o TT é um bom marcador do grau de atividade fibrinolítica. O TT é normal em deficiência do fator XIII.

TEMPO DE SANGRAMENTO

O tempo de sangramento (TS) é utilizado historicamente, de forma grosseira, como avaliador de função das plaquetas. Está prolongado por defeito das plaquetas ou cofatores proteicos plasmáticos como, por exemplo, fator von Willebrand (FvW). Esse teste é usado para medir a duração do sangramento após uma incisão de pele. O tamanho e a profundidade são padronizados. O TS depende da elasticidade da parede do vaso sanguíneo ou da quantidade e capacidade funcional das plaquetas. Um TS prolongado com uma contagem normal de plaquetas sugere uma alteração plaquetária funcional, necessitando de melhor avaliação funcional.

Esse é um teste invasivo, pouco sensível a anormalidades funcionais, não específico, de resultados com grande variabilidade e que pode produzir escaras. Embora seja um teste bastante solicitado, não tem poder de predição.

O TS é realizado fazendo uma incisão de 1 cm de comprimento por 1 mm de profundidade na pele do antebraço. Enxuga-se o campo com papel de filtro até não mais encontrar células vermelhas. A realização da prova é técnico-dependente e deve ser realizada sempre pelo mesmo profissional. O TS encontra-se prolongado em pacientes que fazem uso de aspirina ou outros agentes inibidores plaquetários. É evidente que um pequeno corte na pele não reflete a disfunção plaquetária. O fluxo sanguíneo da pele é dependente da hipo/hipertermia, vasoconstrição, hidratação, uso de componentes vasoativos, dor e ansiedade. Dessa forma, além de não predizer o sangramento perioperatório, o TS não pode ser usado como guia terapêutico.

CONTAGEM DE PLAQUETAS

A contagem de plaquetas pode ser feita por: a) método direto, em que a amostra a ser examinada é diluída apropriadamente e a contagem é realizada em câmara conta-glóbulos ou eletronicamente; por b) método indireto, onde as plaquetas são contadas em uma extensão sanguínea e posteriormente relacionadas com o número de hemácias por mm de sangue. A contagem eletrônica pode ser feita por impedância elétrica ou dispersão de luz. O método óptico é mais específico, uma vez que identifica as plaquetas por seus grânulos, enquanto a impedância mede partículas de determinado tamanho, o que poderá ocasionar erros como contar fragmentos de hemácias e excluir plaquetas com tamanho aumentado. A contagem eletrônica pode gerar pseudotrombocitopenia se fragmentos celulares se agruparem em grumos, por exemplo, aglutinação de plaquetas em meio de EDTA. O valor normal está entre 150.000 e 350.000/mm^3.

A contagem de plaquetas pode diminuir se a medula óssea não produz o número suficiente, como leucemia, linfomas, infecção por HIV ou por meio de sequestro por esplenomegalia. As plaquetas podem ser destruídas por HIV, lúpus, púrpura trombocitopênica idiopática, púrpura trombocitopênica trombótica, síndrome hemolítico-urêmica e uso de drogas como heparina ou antibióticos.

A trombocitose (contagem acima de 400.000/mm³) pode ser fisiológica, quando, por exemplo, após exercício físico intenso, há uma grande mobilização plaquetária para a circulação; pode ser reacional, secundária a uma hemorragia aguda, doença inflamatória crônica, hemólise, câncer e deficiência de ferro; também pode ser primária, em casos de doenças mieloproliferativas, onde são alcançados valores acima de 1.000.000/mm³.

FIBRINOGÊNIO

O fibrinogênio (fator I), substrato para a formação da rede de fibrina, é uma proteína de 340.000 dáltons, com três cadeias peptídicas. Todas as cadeias, chamadas de Aα, Bβ e γ, possuem a mesma sequência de aminoácidos, exceto nas raízes terminais, o que as diferencia funcionalmente. Na porção aminoterminal da cadeia Aα, há o fibrinopeptídeo A (FpA), e na porção aminoterminal da cadeia Bβ há o fibrinopeptídeo B (FpB).

Há um grande número de métodos disponíveis para medir a concentração do fibrinogênio. Os atuais aparelhos automatizados calculam a concentração a partir do grau de mudança da dispersão da luz ou da densidade óptica. Embora seja simples e barato, esse método não é eficaz em alguns casos como coagulação intravascular disseminada, doença hepática, doença renal, desfibrinogenemia, terapia trombolítica e uso de soluções de amido na reposição volêmica.

Normalmente, o fibrinogênio é solicitado junto com outros testes da coagulação em situações de sangramento prolongado. Sua interpretação ajuda na avaliação da habilidade de formar coágulo. A avaliação do fibrinogênio deve ser um constituinte obrigatório no algoritmo da transfusão sanguínea, especialmente em pacientes com sangramento excessivo. O valor normal da concentração plasmática de fibrinogênio está entre 200 e 400 mg/dL. Valor abaixo de 100 mg/dL é insuficiente para assegurar a coagulação do sangue em um sangramento maciço. Embora haja recomendações para repor fibrinogênio quando sua concentração alcance valores menores que 100 mg/dL, a recomendação mais aceita atualmente é repor com valores plasmáticos inferiores a 200 mg/dL.

Sendo uma proteína de fase aguda nos processos inflamatórios, a concentração de fibrinogênio pode estar aumentada em situações de processos inflamatórios ou lesão traumática como síndrome da resposta inflamatória sistêmica (SIRS), sepse, doença coronariana, infarto miocárdio, câncer, glomerulonefrite, artrite reumatoide e trauma. A elevação da concentração plasmática do fibrinogênio é transitória e volta ao valor basal assim que cessa o processo inflamatório.

Os níveis séricos diminuídos cronicamente são encontrados em situações congênitas como afibrinogenemia ou hipofibrinogenemia, ou em situações adquiridas, como doenças hepáticas ou má nutrição. Os níveis séricos diminuídos agudamente podem ser encontrados em condições clínicas como coagulação intravascular disseminada ou hiperfibrinólise.

A concentração plasmática de fibrinogênio parece ser o fator determinante para garantir a eficácia da qualidade do coágulo sanguíneo em indivíduos normais e em traumáticos.

D-DÍMERO

D-dímero é um biomarcador da formação e degradação de fibrina, podendo ser mensurada no sangue total ou no plasma. A degradação de coágulos de fibrina pelo sistema fibrinolítico ocorre por ação de três vias enzimáticas sequenciais: 1, propagação – o complexo protrombinase produz trombina, a qual converte fibrinogênio em monômeros de fibrina; 2, estabilização – o fator XIIIa estabiliza a rede de fibrina, polimerizando-a por meio de ligações entre seus monômeros; 3, fibrinólise, que degrada a rede de fibrina por ação da enzima plasmina. O processo de fibrinólise começa quando a proteína circulante plasminogênio é convertida em plasmina por ação do ativador do plasminogênio tecidual (t-PA) liberado das células endoteliais, geralmente em resposta a um trauma. A plasmina degrada a rede de fibrina em fragmentos solúveis, denominados A, B, C, D e E. A união de dois fragmentos D (D-D) forma o que chamamos D-dímeros, cuja meia-vida é de cerca de 8 horas, sendo eliminados pelos rins e sistema reticuloendotelial. Assim, D-dímeros são usados como marcador global da ativação da coagulação e do sistema fibrinolítico e podem ser empregados como marcador indireto de atividade trombótica.

Reconhecidos como marcadores de trombose e fibrinólise, os D-dímeros contribuem sobremaneira para excluir eventos trombóticos ou tromboembólicos quando se encontram em valores inferiores a 500 ng/mL (FEU). Contudo, sua determinação pode se mostrar elevada também em outras situações, caso de pós-operatório, gestação, puerpério, doença vascular periférica, câncer, insuficiência renal, sepse e em várias outras doenças inflamatórias, inclusive a covid-19, assim como à medida que a idade avança, o que inspira cautela na interpretação de seus resultados.

As diretrizes mais recentes recomendam como prática o ajuste dos níveis de D-dímeros de acordo com a faixa etária (a partir dos 51 anos), associado ao escore de risco clínico, em lugar de considerar o valor de corte padrão, de 500 ng/mL (FEU). Dessa maneira, há um limite progressivamente maior para classificar os resultados elevados por meio da fórmula: idade do paciente em anos x 10. Assim, um indivíduo com 75 anos pode apresentar um *cutoff* de 750 ng/mL. Esse ajuste no *cutoff* aumenta sua especificidade sem comprometer sua sensibilidade.

O D-dímero tem sido utilizado para validação prospectiva de pacientes com suspeita de embolismo pulmonar. Entretanto, é importante destacar que sua aplicação precisa levar em conta a probabilidade clínica do evento trombótico.

COMENTÁRIO

A base do entendimento da coagulação é inseparável de qualquer monitoração apresentada neste capítulo. Apesar do enorme avanço ocorrido nos últimos anos na compreensão dos mecanismos que regem a hemostasia, ainda não conseguimos avançar com a mesma velocidade em direção à monitoração perfeita da coagulação sanguínea.

Necessitamos de maior conhecimento referente às interações com os fatores de risco e suas interações com os diversos mecanismos da hemostasia. Assim, talvez, poderemos utilizar algoritmos apropriados para hemotransfusões e intervenções farmacológicas nos pacientes com sangramento grave.

Atualmente, a maioria das decisões sobre hemostasia se baseia em resultados laboratoriais. Entretanto, poderemos mudar um pouco esse perfil se começarmos avaliando o paciente, primeiro com exame físico apropriado, e segundo, com um questionário padrão, dirigido especificamente para distúrbios da coagulação. O paciente deve ser visto como um todo e a monitoração secundária à clínica. Esse foco talvez nos forneça resultados com menor custo e mais eficiência.

REFERÊNCIAS BIBLIOGRÁFICAS

1. Counts RB. Physiology of hemostasis. In: Spiess BD, Counts RB, Gould SA, editores. Perioperative Transfusion Medicine. 2. ed. Baltimore: Williams and Wilkins; 1998. p. 79-96.
2. Mann KG. The biochemistry of coagulation. Clin Lab Med. 1984;4(2):207-20.
3. Ferraris VA, Ferraris SP, Saha SP, Hessel EA, Haan CK, Royston BD, et al. Perioperative blood transfusion and blood conservation in cardiac surgery: the Society Thoracic Surgeons and the Society of Cardiovascular Anesthesiologists clinical practice guideline. Ann Thorac Surg. 2007;83(5 Suppl):S27-86.
4. Bang FB, Frost JL. The toxic effect of a marine bacterium in Limulus and the formation of blood clots. Bull Johns Hopkins Hosp. 1953;105:361.
5. Winter WE, Flax SD, Harris NS. Coagulation Testing in the Core Laboratory. Lab Med. 2017;48(4):295-313.
6. Horsti J. Comparison of quick and owner prothrombin time with regard to the harmonization of the International Normalized Ratio (INR) system. Clin Chem Lab Med. 2002;40(4):399-403.
7. Kagawa K, Fukutake K. Prothrombin time and its standardization: a potentiality to introduce INR method in criteria for disseminated intravascular coagulation. Rinsho Byori. 2002;50(3):277-82.

8. Lorenzi TF. Manual de Hematologia – Propedêutica e Clínica. 2. ed. Rio de Janeiro: Medsi; 1999. p. 641.
9. Costa Filho R, Gutierrez F, Nácul FE. Monitorização da coagulação. In: Monitorização em UTI. Réa Neto A, Mendes CL, Rezende EAC, Dias FS, editores. 1. ed. Rio de Janeiro: Revinter; 2004. p. 353-62.
10. Samama SS, editor. Hémorragies et thromboses: du diagnostic au traitment. 2. ed. Paris: Elsevier Masson; 2004. p. 15-6.
11. Gewirtz AS, Miller ML, Keys TF. The clinical usefulness of the preoperative bleeding time. Arch Pathol Lab Med. 1966;120(4):353-6.
12. Fries D, Haas T, Klinger A, Streif W, Klima G, Martini J, et al. Efficacy of fibrinogen and prothrombin complex concentrate used to reverse dilutional coagulopathy--a porcine model. Br J Anaesth. 2006;97(4):460-7.
13. Heindl B, Delorenzo C, Spannagl M. High dose fibrinogen administration for acute therapy of coagulopathy during massive perioperative transfusion. Anesthesist. 2005;54(8):787-90.
14. Mosesson MW. Fibrinogen and fibrin polymerization: appraisal of the binding events that accompany fibrin generation and fibrin clot assembly. Blood Coagul Fibrinolysis. 1997;8(5):257-67.
15. Hiippala ST, Myllylä GJ, Vahtera EM. Hemostatic factors and replacement of major blood loss with plasma-poor red cell concentrates. Anesth Analg. 1995;81(2):360-5.
16. Hager K, Platt D. Fibrin degeneration product concentrations (D-dimers) in the course of aging. Gerontology. 1995;41(3):159-65.
17. Penaloza A, Roy PM, Kline J, Verschuren F, LE Gal G, Quentin-Georget S, et al. Performance of age-adjusted D-dimer cut-off to rule out pulmonary embolism. J Thromb Haemost. 2012;10(7):1291-6.

14

Uso de hemoderivados na abordagem do sangramento

José Eduardo Carvalho Teixeira
Roseny dos Reis Rodrigues

DESTAQUE DO TEMA

1. Hemocomponentes são os derivados diretos do sangue como o concentrado de hemácias, o plasma fresco, as plaquetas e o crioprecipitado.
2. Hemoderivados são componentes do sangue humano que passaram por um processo de industrialização, frequentemente pasteurização, nanofiltração e liofilização.
3. O fibrinogênio pode ser alterado por perdas, por consumo, como nos casos de hiperfibrinólise ou por produção ineficiente (ex.: portadores de hepatopatias graves).

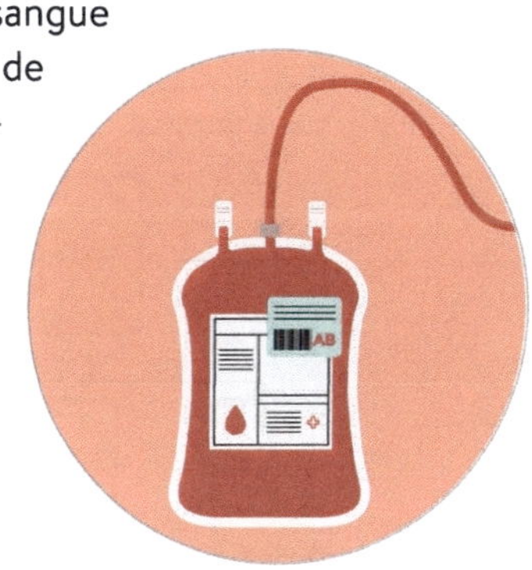

INTRODUÇÃO

A primeira transfusão de sangue data de 1667, por Jean Baptiste Denis, médico do rei Luís XIV, que transfundiu sangue de carneiro para um ser humano. Segundo a Organização Mundial da Saúde (OMS), 5,8 milhões de pessoas morrem anualmente em decorrência de causas traumáticas, sendo o sangramento agudo responsável por até 50% dessas mortes. Cerca de 25% dos pacientes vítimas do trauma apresentam algum grau de coagulopatia à admissão no pronto-socorro.

Além disso, é parte do cotidiano do anestesiologista lidar com pacientes em uso de anticoagulantes, antiagregantes, portadores de discrasias hereditárias, cirurgias de grande porte e pacientes graves. Aprender a manejar hemocomponentes e seus derivados deve fazer parte da prática clínica do anestesiologista, uma vez que essas ações impactam positivamente no desfecho do paciente e nos custos à saúde.

CONCEITO

É válido lembrarmos a diferença entre hemocomponentes e hemoderivados (Figura 1). Denominam-se hemocomponentes os derivados diretos do sangue como o concentrado de hemácias, o plasma fresco, as plaquetas e o crioprecipitado. Hemoderivados são componentes do sangue humano que passaram por um processo de industrialização, frequentemente pasteurização, nanofiltração e liofilização. São os concentrados de fatores de coagulação como o complexo protrombínico, o concentrado de fibrinogênio, o fator VII, o fator XIII e a albumina.

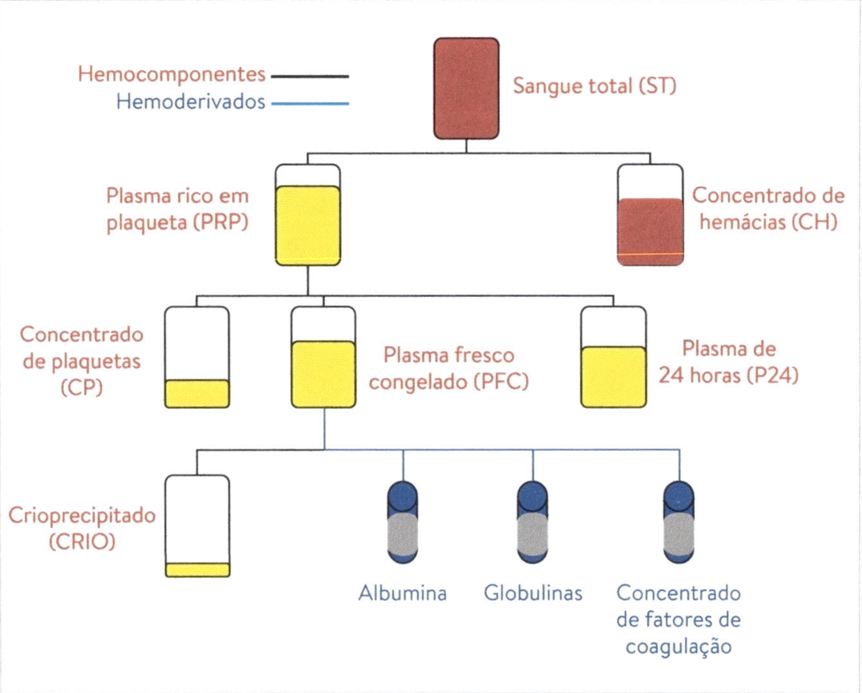

FIGURA 1 Diferenciação esquemática entre hemocomponentes e hemoderivados.
Fonte: Anvisa, 2009.

MANEJO PRÁTICO DO SANGRAMENTO

O uso de hemoderivados no manejo da coagulação tem se tornado cada vez mais constante e presente no período perioperatório, sobretudo nos procedimentos com maior potencial de sangramento como na cirurgia cardíaca, na cirurgia do trauma, cirurgias de transplante hepático e até mesmo na pediatria. Estudos de custo-efetividade tem demonstrado não somente a eficácia na hemostasia como também equiparação em relação aos custos.

Convém ressaltar que hemoderivados, como qualquer outro produto que altera a hemostasia, devem ser usados dentro de indicações precisas e contextualizadas nas realidades locais de cada serviço; por isso, a adoção de algoritmos transfusionais, baseados em POC (*point of care*) ou não, é de extrema importância. Entre os hemoderivados mais utilizados na prática clínica está o concentrado de fibrinogênio, o complexo protrombínico, o fator VII e o fator XIII. Discutiremos agora as principais indicações, contraindicações e doses desses produtos do sangue (Tabela 1).

O concentrado de fibrinogênio disponibiliza o fator I da coagulação. Como sabemos, o fibrinogênio exerce um papel central na coagulação sanguínea, pois ele fornece o arcabouço primário de fibrina, que é a base e o substrato para a formação do coágulo fibropolimerizado. Como é o fator de coagulação mais prevalente na corrente sanguínea, é compreensível que, quando ocorre a perda de sangue, também é o fator com maior perda proporcional; desse modo, não são incomuns os distúrbios do fibrinogênio no perioperatório, tanto no contexto quantitativo como no qualitativo. Os distúrbios qualitativos se dão sobretudo devido a alterações de temperatura (principalmente a hipotermia) e/ou acidose; essas condições clínicas levam a alteração conformacional da molécula de fibrinogênio, gerando a condição de fibrinogênio não funcional ou disfibrinogenemia, ainda que em quantidade sérica ele possa estar normal.

Diante do exposto, sabemos que o fibrinogênio pode ser alterado por perdas, por consumo, como nos casos de hiperfibrinólise (tanto secundário ao trauma como nas situações de puerpério ou devido a circulação extracorpórea nas cirurgias cardíacas) ou por produção ineficiente (ex.: portadores de hepatopatias graves). Nesses casos, quando temos sangramento cuja causa está relacionada a desordens do fibrinogênio, diagnosticada por dosagem sanguínea ou por meio de testes viscoelásticos, está indicada a sua reposição. A dose recomendada varia de 30 a 50 mg/kg, conforme a gravidade de cada caso.

Embora a literatura mostre seu potencial em reduzir sangramento, otimizar a hemostasia e reduzir transfusão, não há estudos que validam o seu uso profilático como "prevenção" de sangramento nas diferentes especialidades cirúrgicas.

O complexo protrombínico (CCP) é um hemoderivado cuja medicação pode ser encontrada com três ou quatro fatores. No Brasil, a apresentação usual é a que oferece os fatores II, VII, IX e X, bem como a proteína C, proteína S, pequenas quantidades de heparina e antitrombina. Sua indicação principal é oferecer de forma rápida os fatores da coagulação inibidos pelos anticoagulantes antagonistas da vitamina K (ex.: varfarina) em caso de sangramento agudo ou necessidade de cirurgia de emergência. Além disso, pode ser usado para correção do *clotting time* (CT) nos algoritmos transfusionais baseados em testes viscoelásticos na vigência de sangramento, uma vez que repõe os fatores responsáveis por gerar o *burst* de trombina.

Cada frasco de CCP contém de 500 a 1.000 unidades, devendo ser reposto na dose de 25-50 UI/kg a depender do INR; entre 2 e 4, a reversão é feita com 25 UI/kg, 4 e 6 com 35 UI/kg, e acima de 6 são necessários 50 UI/kg. Conhecer a dose é importante, pois seu custo ainda é alto para o sistema de saúde brasileiro, e, embora seu uso seja seguro, a utilização racional reduz os riscos trombóticos.

Outra característica dos hemoderivados é que existe um risco baixo, mas não nulo, de transmissão de patógenos e toxinas, sendo dever do médico anotar o lote aplicado para que haja uma correlação entre lote do produto e o paciente para eventuais investigações caso ocorram eventos adversos. Não há validação literária para uso empírico, em CIVD (coagulação intravascular disseminada) em estágio consumptivo e trombocitopenia induzida por heparina.

O fator VII sabidamente é o responsável na fase de iniciação da coagulação, ao se ligar com fator tecidual na presença de plaquetas ativas e cálcio, por formar assim a tenase de baixa eficiência (antiga via extrínseca) responsável por gerar um pouco de trombina. Outrora utilizado com sucesso para tratar sangramento em pacientes com hemofilia, passou a ser amplamente usado em pacientes de transplante hepático, cirurgia cardíaca, sangramento intracraniano e trauma com a finalidade de tratar o sangramento. Contudo, alguns ensaios clínicos não randomizados indicaram aumento na incidência de trombose arterial em pacientes que usaram esse hemoderivado. Por tudo isso, seu uso ficou restrito ao sangramento intratável que não responde às demais terapias instituídas e aos pacientes portadores de hemofilia.

O fator XIII tem como papel fisiológico a estabilidade do coágulo após sua formação, realizando pontes covalentes entre os polímeros de fibrina. Sua indicação no manejo perioperatório ainda carece de mais estudos; sua deficiência parece ser um preditor de sangramento no pós-operatório de cirurgia cardíaca com uso de circulação extracorpórea (CEC). Caso seja documentado seu déficit, sugere-se o envolvimento de um hematologista, e a dose sugerida pode variar de 10 a 20 UI/kg.

TABELA 1 Resumo dos principais hemoderivados usados na prática clínica perioperatória

Hemoderivado	Indicação(ões) principal (is)	Dose	Contraindicação
Fibrinogênio	Concentração sérica < 200 mg/dL FIBTEM alterado	30 a 50 mg/kg	Trombose ativa
Complexo protrombínico	Sangramento secundário ao uso de anticoagulantes antagonistas de vitamina K Quando há deficiência de fatores de coagulação nos testes viscoelásticos na vigência de sangramento	25 a 50 UI/kg	Coagulação intravascular disseminada Trombocitopenia induzida por heparina
Fator VII	Sangramento no hemofílico Sangramento refratário no contexto perioperatório	70 a 90 mcg/kg	Possibilidade de outros tratamentos mais efetivos Considerar passado de eventos trombóticos
Fator XIII	Deficiência isolada do fator XIII	10 a 20 UI/kg	Sem dados bem descritos

kg: quilograma; mcg: micrograma; mg: miligrama; UI: unidade internacional.

EVIDÊNCIAS LITERÁRIAS

Fibrinogênio

No trauma, o único ensaio clínico controlado randomizado (ECCR) RETIC comparou dois grupos de pacientes vítimas de trauma; foram 100 pacientes com sangramento ativo ou com preditor de sangramento: 48 recebeu PFC e 52 fibrinogênio; o estudo teve de ser interrompido devido à falha de tratamento e alto risco de transfusão maciça no grupo que recebeu plasma fresco congelado. Cerca de 52% dos pacientes que receberam PFC necessitaram de terapia de resgate, contra apenas 4% do grupo que recebeu fibrinogênio (p < 0,0001); 30% dos pacientes tratados com PFC tiveram de receber transfusão maciça, contra apenas 12% dos pacientes tratados com fibrinogênio. No cenário da cirurgia cardíaca com uso de CEC, os estudos apontam para o uso de fibrinogênio guiado pelo teste viscoelástico visando um MCF de 22 mm. Um outro estudo, cujo um dos critérios importantes de inclusão foi uso de CEC > 90 minutos, os pacientes foram randomizados em dois grupos: um grupo recebeu 4 g de fibrinogênio, e o grupo placebo recebeu solução salina 0,9%. Cerca de 67,2% dos pacientes do grupo tratado com fibrinogênio não precisaram de transfusão, contra 44,8% do grupo placebo (OR 0,4; p = 0,015); além disso, houve uma redução da perda sanguínea no pós-operatório no grupo do fibrinogênio (300 *versus* 355 mL com p = 0,042). Mais estudos controlados são necessários, contudo o atual consenso visa à reposição de fibrinogênio quando este atingir concentrações séricas < 150 mg/dL em pacientes com risco de sangramento e 200 mg/dL em pacientes que já estão sangrando.

Complexo protrombínico

Estudo retrospectivo, cujo critério de eleição foi ter recebido cinco hemoconcentrados nas primerias 24 horas após o acidente (indicando sangramento ativo), 131 pacientes foram tratados com fibrinogênio (visando a MCF ideal) e/ou CCP se houvesse alargamento do CT 1,5 vez o tamanho normal e/ou o paciente sabidamente fosse usuário de varfarina. O desfecho observado foi uma redução na mortalidade desses pacientes do estudo em comparação com a mortalidade geral observada no trauma (14% *versus* 28%, com p = 0,0018). Atualmente, é consensual que o CCP seja administrado nesses casos se existir prolongamento do CT e/ou do INR. Na cirurgia cardíaca com CEC, é importante ressaltar que o CCP deve ser administrado caso haja alargamento do CT e/ou do RNI (ex.: usuário de anticoagulante não suspenso em tempo correto). Em um ECCR, 40 pacientes foram divididos em dois grupos: um recebeu PFC e outro CCP. O grupo que recebeu CCP teve uma correção mais rápida do INR, redução do sangramento pós-operatório e redução da pressão de enchimento ventricular (por menor sobrecarga volêmica).

O CCP já tem sua segurança estabelecida para repor os fatores dependentes de vitamina K deficientes em usuários de antagonistas da vitamina K. Seu uso para manejo de sangramento nos usuários de DOAC (anticoagulantes de ação direta) ainda é *off-label* no Brasil, embora seja bem descrito na literatura. Recentemente, em metanálise com 32 estudos, incluindo 1.832 pacientes com HIC (hipertensão intracraniana), o concentrado de complexo de protrombina de 4 fatores (4F-PCC), o andexanet alfa (AA) e o idarucizumabe foram associados a reversão bem-sucedida da anticoagulação em 77%, 75% e 82% dos pacientes, respectivamente; as taxas de mortalidade por todas as causas foram de 26%, 24% e 11%, respectivamente; e as taxas de eventos tromboembólicos foram de 8%, 14% e 5%, respectivamente. Uma comparação retrospectiva direta de 4F-PCC com AA não mostrou diferenças na reversão bem-sucedida da anticoagulação, mortalidade por todas as causas ou eventos tromboembólicos.

O CCP deve ser a primeira opção para corrigir o uso de anticoagulantes, na frente do PFC e da vitamina K, pois normaliza mais rápido o RNI (±30 minutos), não necessita de *cross-matching* e carrega menos riscos transfusionais. Atualmente não é recomendado o uso empírico de CCP em caso de sangramento agudo sem documentação da deficiência de fatores. Seu uso *off-label* em coagulopatias sem a presença da deficiência de fator documentada pode contribuir para episódios tromboembólicos. Caso não haja disponibilidade do teste POC, deve-se fazer o *approach* pela pirâmide de Klaus, até chegar ao estágio da reposição de CCP.

Fator VII

Com seu uso *off-label* tendo sido disseminado no passado, concomitantemente houve aumento dos episódios de trombose. Uma revisão retrospectiva comparou a incidência de trombose nos pacientes tratatados com fator VII contra os que receberam placebo. Foi constatada uma incidência de 5,5% no grupo do fator VII, contra 3,2% no placebo (p = 0,03). Além disso, a incidência de evento coronariano foi maior no grupo tratado com fator VII (2,9% *versus* 1,1%; p = 0,02); tais taxas de eventos trombóticos aumentam com a idade: de 65 a 74 anos, o *odds ratio* (OR) é de 2,12 (IC95% 0,9-4,7) e, após 74 anos, sobe para 3,02 (IC 95% 1,22-7,48). Uma metanálise da base de dados Cochrane, em 2011, revisou 3.500 pacientes de 25 ECCR candidatos a cirurgia cardíaca e não cardíaca, detectando que realmente houve redução no sangramento quando o fator VII era dado de forma profilática e/ou terapêutica, contudo às custas de eventos indesejados: 25 *trials* (n = 2,366) que fizeram o uso de forma terapêutica constataram evento tromboembólico (RR 1,21; IC 95% 0,93-1,58), e 13 *trials* avaliando uso profilático também detectaram maior incidência de episódio trombótico (RR 1,32; IC95% 0,84-2,06). Não houve diferença na incidência dos episódios de trombose em relação à dose recebida pelo paciente. Casos refratários devem ter seu risco x benefício bem avaliados.

REFERÊNCIAS BIBLIOGRÁFICAS

1. Sobrino J, Shafi S. Timing and causes of death after injuries. Proc (Bayl Univ Med Cent). 2013;26(2):120-3.
2. Simmons RL, Collins JA, Heisterkamp CA III, Mills DE, Andren R, Phillips LL. Coagulation disorders in combat casualties. I: acute changes after wounding. Ann Surg. 1969;169(4):455-462.
3. Brasil. Ministério da Saúde. Secretaria de Atenção à Saúde. Departamento de Atenção Especializada e Temática. Guia para uso de hemocomponentes. 2. ed. Brasília: Ministério da Saúde; 2015.
4. Abrahamyan L, Tomlinson G, Callum J, Carcone S, Grewal D, Bartoszko J, et al. Cost-effectiveness of fibrinogen concentrate vs cryoprecipitate for treating acquired hypofibrinogenemia in bleeding adult cardiac surgical patients. JAMA Surg. 2023;158(3):245-53.
5. Sarode R, Milling TJ Jr, Refaai MA, Mangione A, Schneider A, Durn BL, et al. Efficacy and safety of a 4-factor prothrombin complex concentrate in patients on vitamin K antagonists presenting with major bleeding: a randomized, plasma-controlled, phase IIIb study. Circulation. 2013;128(11):1234-43.

6. Goldstein JN, Refaai MA, Milling Jr TJ, Lewis B, Goldberg-Alberts R, Hug BA, et al. Four--factor prothrombin complex concentrate versus plasma for rapid vitamin K antagonist reversal in patients needing urgent surgical or invasive interventions: a phase 3b, open--label, non-inferiority, randomised trial. Lancet. 2015;385(9982):2077-87.
7. Levi M, Levy JH, Andersen HF, Truloff D. Safety of recombinant activated factor VII in randomized clinical trials. N Engl J Med. 2010;363(19):1791-800.
8. Lin Y, Moltzan CJ, Anderson DR; National Advisory Committee on Blood and Blood Products. The evidence for the use of recombinant factor VIIa in massive bleeding: revision of the transfusion policy framework. Transfus Med. 2012;22(6):383-94.
9. Levy JH, Gill R, Nussmeier NA, Olsen PS, Andersen HF, McL Booth FV, Jespersen CM, et al. Repletion of factor XIII following cardiopulmonary bypass using a recombinant A--subunit homodimer. A preliminary report. Thromb Haemost. 2009;102(4):765-71.
10. Godje O, Gallmeier U, Schelian M, Grünewald M, Mair H. Coagulation factor XIII reduces postoperative bleeding after coronary surgery with extra-corporeal circulation. Thorac Cardiovasc Surg. 2006;54(1):26-33.
11. Kleber C, Sablotzki A, Olivieri M, Thoms K-M, Horter J, Schmitt FCF, et al. The impact of acquired coagulation factor XIII deficiency in traumatic bleeding and wound healing. Crit Care. 2022;24;26(1):69.
12. Grottke O, Mallaiah S, Karkouti K, Saner F, Haas T. Fibrinogen Supplementation and Its Indications. Semin Thromb Hemost. 2020;46(1):38-49.
13. Innerhofer P, Fries D, Mittermayr M, Innerhofer N, von Langen D, Hell T, et al. Reversal of trauma-induced coagulopathy using first-line coagulation factor concentrates or fresh frozen plasma (RETIC): a single-centre, parallel-group, open-label, randomised trial. Lancet Haematol. 2017;4(6):e258-e2.
14. Ranucci M, Baryshnikova E, Crapelli GB, Rahe-Meyer N, Menicanti L, Frigiola A; Surgical Clinical Outcome REsearch (SCORE) Group. Randomized, double-blinded, placebo--controlled trial of fibrinogen concentrate supplementation after complex cardiac surgery. J Am Heart Assoc. 2015;4(06):e0020661.
15. Schochl H, Schlimp CJ. Trauma bleeding management: the concept of goal-directed primary care. Anesth Analg. 2014;119(5):1064-73.
16. Tanaka KA, Bolliger D, Vadlamudi R, Nimmo A. Rotational thromboelastometry (ROTEM)-based coagulation management in cardiac surgery and major trauma. J Cardiothorac Vasc Anesth. 2012;26(6):1083-93.
17. Solbeck S, Meyer MA, Johansson PI, Meyer AS, Cotton BA, Stensballe J, et al. Monitoring of dabigatran anticoagulation and its reversal in vitro by thrombelastography. Int J Cardiol. 2014;176(3):794-9.
18. Chaudhary R, Singh A, Chaudhary R, Bashline M, Houghton DE, Rabinstein A, et al. Evaluation of direct oral anticoagulant reversal agents in intracranial hemorrhage: a systematic review and meta-analysis. JAMA Netw Open. 2022;5(11):e2240145.
19. Ghadimi K, Levy JH, Welsby IJ. Prothrombin complex concentrates for bleeding in the perioperative setting. Anesth Analg. 2016;122(5):1287-300.
20. Vlaar APJ, Dionne JC, Bruin S, et al. Transfusion strategies in bleeding critically ill adults: a clinical practice guideline from the European Society of Intensive Care Medicine. Intensive Care Med. 2021;47(12):1368-92.
21. Lin Y, Stanworth S, Birchall J, Doree C, Hyde C. Recombinant factor VIIa for the prevention and treatment of bleeding in patients without haemophilia. Cochrane Database Syst Rev. 2011:CD005011.

Índice remissivo

I

L

M

N

O

P

Q

R

S

T

U

V